食尚蓝皮书

营养专家陪你探秘生命周期里的饮食科学

主　编：胡敏予

副主编：唐细良　让蔚清　张一青

　　　　陈平洋　朱华波

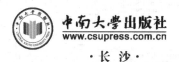
中南大学出版社
www.csupress.com.cn
·长沙·

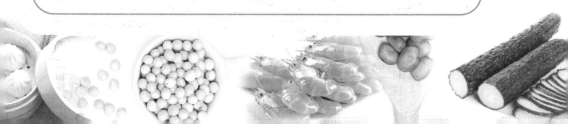

图书在版编目（CIP）数据

食尚蓝皮书／胡敏予主编. —长沙：中南大学出
版社，2020.5

ISBN 978-7-5487-4046-9

Ⅰ.①食… Ⅱ.①胡… Ⅲ.①合理营养－基本知识②
饮食卫生－基本知识 Ⅳ.①R151.4

中国版本图书馆 CIP 数据核字（2020）第 067613 号

食尚蓝皮书
SHISHANG LANPISHU

胡敏予　主编

□责任编辑	陈　娜　　潘庆琳	
□责任印制	易红卫	
□出版发行	中南大学出版社	
	社址：长沙市麓山南路	邮编：410083
	发行科电话：0731-88876770	传真：0731-88710482
□印　　装	长沙雅鑫印务有限公司	

□开　　本	710 mm×1000 mm 1/16	□印张 12.75	□字数 191 千字
□版　　次	2020 年 5 月第 1 版	□2020 年 5 月第 1 次印刷	
□书　　号	ISBN 978-7-5487-4046-9		
□定　　价	46.00 元		

图书出现印装问题，请与经销商调换

编 委 会

作者简介

主 编

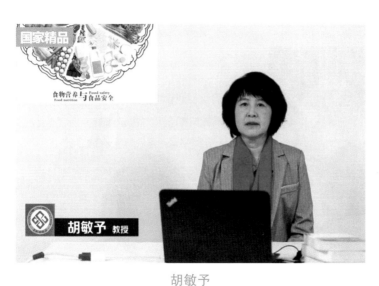

胡敏予

- 中南大学　教授
- 湖南省营养学会理事长
- 中国营养学会常务理事
- 湖南省首批健康传播专家
- 国家"三区"科技人才
- 教育部"在线教育先锋教师"

- 中国营养学会"百名英才"
- 中国营养学会"中国营养科学十大传播之星"
- 科技部、教育部科技成果评审专家
- 长沙市老年协会"首席专家"
- 中国大学 MOOC"优秀教师"
- 主讲的《食物营养与食品安全》入选学习强国 MOOC

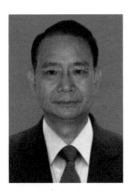
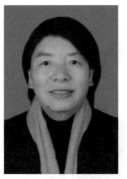
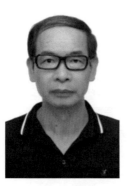

---------------- **副主编** ----------------

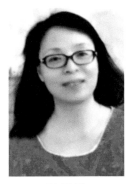

- 中南大学湘雅二医院　教授　主任医师
- 湖南省营养学会常务理事
- 湖南省营养学会妇幼营养专业委员会主任委员

陈平洋

---------------- **副主编** ----------------

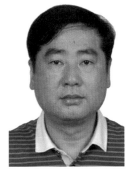

- 湖南省人民医院　主任医师
- 湖南省营养学会副理事长
- 湖南省营养学会营养与慢性疾病控制专业委员会
  主任委员

朱华波

---------------- **秘　书** ----------------

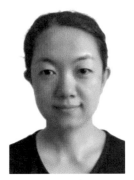

- 中南大学　副教授
- 湖南省营养学会秘书长
- 湖南省营养学会营养师专业委员会副主任委员

杨丽娜

序 言

随着人们生活水平的提高和平均寿命的增加，在食品安全的前提下，以健康为出发点，从食物中获取机体所需要的营养已经成为共识。

"吃"是一日三餐、一年365天每个人必须面对的问题。而如何"吃好"，在公众之中，不仅存在较多的"误区"，还常有引起争论的"事件"，而更多的是"以讹传讹""以谣生谣""人云亦云""不知所云"。

本书从专业学科的社会属性、实践性和应用性的特点出发，以《中华人民共和国食品安全法》《中国居民膳食指南（2016）》为依托，以落实《"健康中国2030"规划纲要》《国民营养计划（2017—2030年）》《中国防治慢性病中长期规划（2017—2025年）》等科学普及惠民政策为终极目标构建内容框架，包括基础篇、购物篇、搭配篇、孕育篇、成长篇、疾病营养篇、健康篇及长寿篇。用简单易懂的图、表、举例的形式，表达科学研究的严谨性与一日三餐实际应用的易理解性和易操作性。望能帮助受众树立食物"营养—安全—健康"的科学理念，提高对食品安全的认识和应对健康风险的能力。

本书可作为高校大学生素质教育教材使用，也可作为临床医学、食品科学、预防医学等相关学科的本科生、研究生和教师的参考书，还可作为营养师的配餐指导和民众的科学普及读本。

限于编者的水平，本书可能存在缺点和不妥之处，敬请同行专家、使用本教材的师生和其他人员不吝指教，以在再版时改进。

编 者

2020年5月

引 言

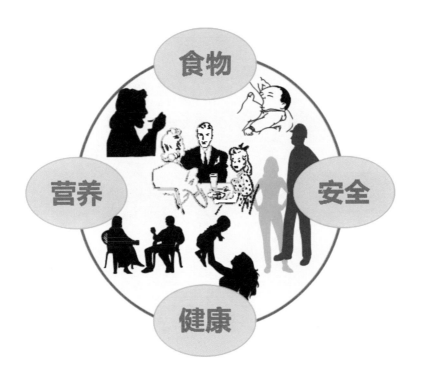

　　食物是人类赖以生存的物质基础。从食物到健康包含两层含义，即摄取的食物对于人体是营养的，同时也应该是安全的。当食物既营养又安全时，人体的健康才有基本的保障。这里的健康是指人们在生活中希望通过食物的摄取进而达到的一种身体的理想状态。本书通过基础、购物、搭配、孕育、成长、疾病营养、健康、长寿等八个篇章陪您探秘生命周期里的饮食科学。

目 录

三 搭配篇

四 孕育篇

一

基础篇

01 食物对人类的重要性

　　说不清楚是谁首先发现了稻谷可以成为人的主食，也道不明白我们的祖先什么时候将什么植物首先进行农耕，但今天的人们都知晓，"民以食为天"。食物是人生长发育和维持生命活动的物质基础。随着人们生活水平的提高和平均寿命的增加，在食品安全的前提下，以健康为出发点，从食物中获取机体所需要的营养已经成为共识。

　　食物含有人体所需的各种营养物质，就目前所知，人体所需的营养素有40多种。蛋白质、脂肪、碳水化合物、矿物质和维生素为人体需要的五大类营养素。蛋白质、脂肪、碳水化合物的摄入量较大，称之为宏量营养素，因其在体内代谢中释放能量，亦称之为三大"产能"营养素。维生素和矿物

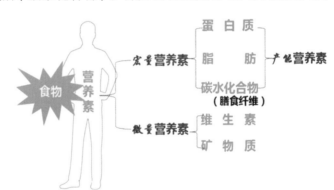

质的需要量较小，称之为微量营养素。摄入的食物应供给机体足量的营养素和能量，以保证人体活动和劳动的需要；保证机体的抵抗力和免疫功能，以适应各种环境和条件下的机体需要。然而，自然界中除母乳外，任何一种天然食物所含的营养素都不完全，需要多种食物进行合理的搭配，以供给符合人体营养需要的膳食。

　　食物在储存时，储藏容器和包装物必须安全、无害，易保持清洁。特别要注意远离如农药、杀虫剂、消毒剂等有毒有害物品。粮食、干果类食品的储存原则为低温、避光、通风、干燥，要注意观察温度、水分含量、气味、色泽的变化和虫害情况。一般蔬菜、水果保存的适合温度是0℃左右，此温度

既能抑制微生物生长繁殖，又能防止蔬菜、水果间隙结冰，避免在冰融时水分溢出而腐败。动物性食物因蛋白质含量高，容易发生腐败，应注意低温储存。冷藏温度一般为4℃~8℃，冻藏温度约为-18℃。油脂应储存在干燥、通风良好的场所。

食物加工与烹调时，应尽量减少营养素的损失、提高消化吸收率，并保证良好的色香味感官性状。还需要根据不同人群的生理需要和生活、学习及劳动性质，合理安排用膳制度。我国居民一日三餐，但对学龄前及学龄儿童，以"三餐两点制"或"三餐一点制"为优。要养成不挑食、不偏食、不暴饮

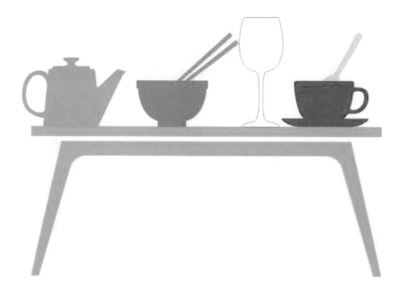

暴食等良好的饮食习惯，使摄入的食物能充分进行消化吸收和利用。对于老年人膳食应采取少量多餐，食物细软、多样化，预防营养缺乏；主动足量饮水，积极户外活动；延缓肌肉衰减，维持适宜体重；摄入充足食物，鼓励陪伴进餐。除此之外，食物不应含有对人体造成危害的各种有害因素，食品、食品添加剂、食品相关产品中的致病性微生物，农药残留、兽药残留、生物毒素、重金属等污染物质以及其他危害人体健康物质的限量规定均应符合我国食品安全国家标准(GB)。

（胡敏予）

02 现代食品的概念

说到食品的概念，可能大家会说，食品的概念还用得着说吗？回答是肯定的。作为食品的生产者、经营者、消费者，也可以说我们每个人都应该掌握好这一概念，因为这一概念与我们的生活息息相关，这一概念也写在《中华人民共和国食品安全法》中。

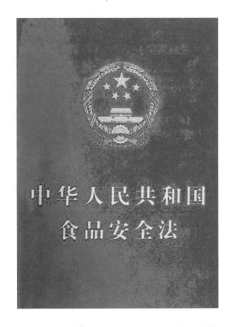

2015 年 10 月 1 日起施行的《中华人民共和国食品安全法》共 10 章，154 条。该法对食品的定义是：食品指各种供人食用或者饮用的成品和原料以及按照传统既是食品又是中药材的物品，但是不包括以治疗为目的的物品。《中华人民共和国食品安全法》第三十八条规定："生产经营的食品中不得添加药品，但是可以添加按照传统既是食品又是中药材的物质。按照传统既是食品又是中药材的物质目录由国务院卫生行政部门会同国务院食品安全监督管理部门制定、公布。"从目前收集到的资料了解到，我国 2002 年规定了既是食品又是药品的物品名单共计 87 种；2014 年出台的《按照传统既是食品又是中药材物质目录管理办法（征求意见稿）》及《按照传统既是食品又是中药材的物质目录（2013 版）》中共计 100 种；2018 年再增 9 种物质按照食药物质管理，既是食品又是药品的物质名单总计 109 种。具体名单如下。

既是食品又是中药材的物质(1)

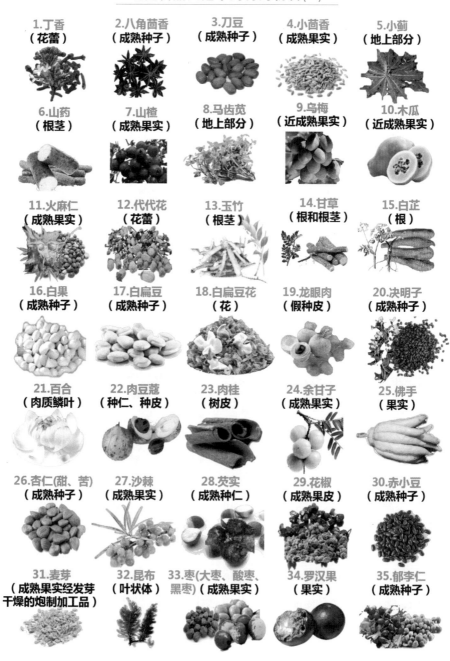

1.丁香
（花蕾）

2.八角茴香
（成熟种子）

3.刀豆
（成熟种子）

4.小茴香
（成熟果实）

5.小蓟
（地上部分）

6.山药
（根茎）

7.山楂
（成熟果实）

8.马齿苋
（地上部分）

9.乌梅
（近成熟果实）

10.木瓜
（近成熟果实）

11.火麻仁
（成熟果实）

12.代代花
（花蕾）

13.玉竹
（根茎）

14.甘草
（根和根茎）

15.白芷
（根）

16.白果
（成熟种子）

17.白扁豆
（成熟种子）

18.白扁豆花
（花）

19.龙眼肉
（假种皮）

20.决明子
（成熟种子）

21.百合
（肉质鳞叶）

22.肉豆蔻
（种仁、种皮）

23.肉桂
（树皮）

24.余甘子
（成熟果实）

25.佛手
（果实）

26.杏仁(甜、苦)
（成熟种子）

27.沙棘
（成熟果实）

28.芡实
（成熟种仁）

29.花椒
（成熟果皮）

30.赤小豆
（成熟种子）

31.麦芽
（成熟果实经发芽
干燥的炮制加工品）

32.昆布
（叶状体）

33.枣(大枣、酸枣、
黑枣)（成熟果实）

34.罗汉果
（果实）

35.郁李仁
（成熟种子）

既是食品又是中药材的物质（2）

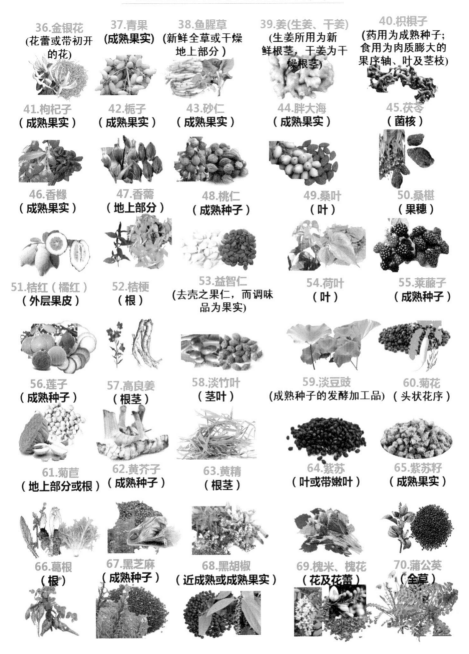

36.金银花
(花蕾或带初开的花)

37.青果
(成熟果实)

38.鱼腥草
(新鲜全草或干燥地上部分)

39.姜(生姜、干姜)
(生姜所用为新鲜根茎，干姜为干燥根茎)

40.枳椇子
(药用为成熟种子；食用为肉质膨大的果序轴、叶及茎枝)

41.枸杞子
(成熟果实)

42.栀子
(成熟果实)

43.砂仁
(成熟果实)

44.胖大海
(成熟果实)

45.茯苓
(菌核)

46.香橼
(成熟果实)

47.香薷
(地上部分)

48.桃仁
(成熟种子)

49.桑叶
(叶)

50.桑椹
(果穗)

51.桔红（橘红）
(外层果皮)

52.桔梗
(根)

53.益智仁
(去壳之果仁，而调味品为果实)

54.荷叶
(叶)

55.莱菔子
(成熟种子)

56.莲子
(成熟种子)

57.高良姜
(根茎)

58.淡竹叶
(茎叶)

59.淡豆豉
(成熟种子的发酵加工品)

60.菊花
(头状花序)

61.菊苣
(地上部分或根)

62.黄芥子
(成熟种子)

63.黄精
(根茎)

64.紫苏
(叶或带嫩叶)

65.紫苏籽
(成熟果实)

66.葛根
(根)

67.黑芝麻
(成熟种子)

68.黑胡椒
(近成熟或成熟果实)

69.槐米、槐花
(花及花蕾)

70.蒲公英
(全草)

既是食品又是中药材的物质(3)

71.榧子
（成熟种子）

72.酸枣仁
（果肉、成熟种子）

73.鲜/干白茅根
（根茎）

74.鲜/干芦根
（根茎）

75.橘皮
（成熟果皮）

76.薄荷
（地上部分）

77.薏苡仁
（成熟种仁）

78.薤白
（鳞茎）

79.覆盆子
（果实）

80.藿香
（地上部分）

81.乌梢蛇
（剥皮、去除内脏的整体）

82.牡蛎
（贝壳）

83.阿胶
（干燥皮或鲜皮经煎煮、浓缩制成的固体胶）

84.鸡内金
（沙囊内壁）

85.蜂蜜
（蜂所酿的蜜）

86.蝮蛇（蕲蛇）
（去除内脏的整体）

87.人参
（根和根茎）

88.山银花
（花蕾或带初开的花）

89.芫荽
（果实、种子）

90.玫瑰花
（花蕾）

91.松花粉
（干燥花粉）

92.粉葛
（根）

93.布渣叶
（叶）

94.夏枯草
（果穗）

95.当归
（根）

96.山奈
（根茎）

97.西红花
（柱头）

98.草果
（果实）

99.姜黄
（根茎）

100.荜茇
（果实或成熟果穗）

既是食品又是中药材的物质（4）

101.党参
（孕妇、婴幼儿不建议使用）

102.肉苁蓉
（未成年人不建议使用）

103.铁皮石斛
（孕妇、婴幼儿不建议使用）

104.西洋参
（孕妇、婴幼儿不建议使用）

105.黄芪

106.灵芝

107.天麻
（孕妇、婴幼儿不建议使用）

108.山茱萸
（孕妇、婴幼儿不建议使用）

109.杜仲叶
（孕妇、婴幼儿不建议使用）

　　除了上述基本食品外，还有保健食品、特殊医学用途配方食品和婴幼儿配方食品称之为特殊食品，《中华人民共和国食品安全法》第七十四条规定："国家对保健食品、特殊医学用途配方食品和婴幼儿配方食品等特殊食品实行严格监督管理。"

（胡敏予）

03 人体必须从食物中获得的能量与营养素

　　如果将人体简单地比喻成机器，没有能源物质提供能量，机器就动不起来，而食物，就是人体的能源物质。人们通过摄入食物，食物中的碳水化合物、脂肪和蛋白质在人体内通过生物氧化，释放出能量；人体将一部分能量用于维持体温和向外环境中散发，将另一部能量储存起来，在机体需要时释放出来供机体各种活动需要。每克（g）碳水化合物、脂肪、蛋白质在体内氧化分别产生 16.7 kJ（4 kcal）、37.6 kJ（9 kcal）、16.7 kJ（4 kcal）的能量。

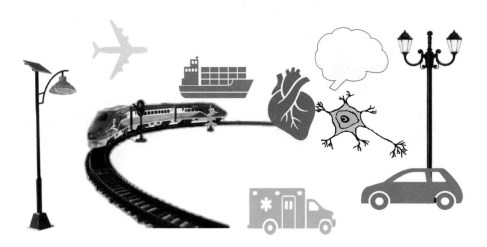

　　能量：成年人的能量主要用于维持机体的体温、心跳、呼吸、各器官组织和细胞基本功能等最基本的生命活动的能量消耗，同时还需要维持人体摄食过程中引起的额外能量消耗，以及每日从事各种活动的能量消耗；对于婴幼儿、儿童、青少年还需供应自身生长发育所需的能量消耗。

　　蛋白质：食物蛋白质的主要功能是提供人体合成蛋白质的原料，尤其是提供机体自身不能合成的氨基酸，以实现蛋白质在体内的各种生理功能，亦包括供给能量。当食物蛋白质严重缺乏，儿童可出现腹、腿部水肿，虚弱，表情淡漠，生长滞缓，头发变色、变脆和易脱落，易感染其他疾病等。当蛋白质和能量均严重不足，儿童可出现消瘦无力，甚至因易感染其他疾病而死亡。成人食物蛋白质摄入不足，亦可导致体力下降、浮肿、抗病力减弱等。而摄入过多的蛋白质，尤其是过多的动物性蛋白质，对人体同样是有害的。

脂肪：食物中的脂肪除了为人体提供能量和作为脂肪的合成材料外，还具有改善食物感官性状，增加人体的饱腹感及促进脂溶性维生素吸收的作用。如果脂肪摄入过多，可导致肥胖、心血管疾病、高血压和某些癌症的发生。人体缺乏必需脂肪酸可导致生长迟缓、生殖障碍、皮疹，以及肝、肾、神经和视觉等方面的多种疾病。但过多地摄入不饱和脂肪酸，同样可使机体产生多种慢性危害。

碳水化合物：碳水化合物含有碳、氢、氧三种元素，因其分子式中氢和氧的比例与水中氢和氧的比例相同而被称为碳水化合物。膳食中的碳水化合物是人体获取能量最经济、最主要的来源。

维生素：维生素是人体维持正常生理功能不可缺少的一类有机化合物，天然存在于食物中，人体几乎不能合成，需要量甚微，既不参与机体的组成，亦不能提供能量。但维生素不仅是防止多种缺乏病的必需营养素，而且具有预防多种慢性退化性疾病的保健功能。

矿物质：构成生物体的元素除去 C、H、O、N 和有机物质的元素外，其他元素统称为矿物质(无机盐或灰分)。每日膳食需要包括钙、磷、钠、钾、硫、氯、镁等 7 种常量元素和铁、铜、锌、硒、铬、碘、钴、钼等必需微量元素。

（胡敏予）

04 膳食营养素的参考摄入量

　　人体对某种营养素的需要量会随年龄、性别和生理状况而异。为了帮助个体和人群安全地摄入各种营养素，避免可能产生的营养过多或缺乏的危害，营养学家提出了适用于各类人群的每日平均膳食营养素参考摄入量（dietary reference intakes，DRIs）的参考值。膳食营养素参考摄入量包括平均需要量、推荐摄入量、适宜摄入量及可耐受最高摄入量。人体每天都需要从膳食中获得一定量的各种必需营养素。如果人体长期摄入某种营养素不足就有发生该营养素缺乏症的风险。长期摄入推荐摄入量水平，可以满足身体对该营养素的需要，保持健康和维持组织中有适当的储备。摄入量达到可耐受最高摄入量水平后，若再继续增加就可能开始出现毒性及不良反应。

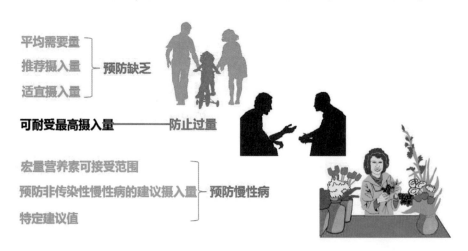

　　随着营养学研究的深入，膳食营养素参考摄入量的内容逐渐增加。从初期的平均需要量、推荐摄入量、适宜摄入量、可耐受最高摄入量，到《中国居民膳食营养素参考摄入量（2013 版）》增加了宏量营养素可接受范围、预防非传染性慢性病的建议摄入量和特定建议值三个指标。平均需要量、推荐摄入量、适宜摄入量与预防营养素的缺乏有关，可耐受最高摄入量与防止营养素摄入过量有关；宏量营养素可接受范围、预防非传染性慢性病的建议摄入量、特定建议值与预防非传染性慢性疾病有关。轻、中、重身体活动水平膳食能量需要量参见表1-1。

表1-1　中国居民膳食能量需要量

人群	能量/[kcal(MJ)/d]					
	身体活动水平(轻)		身体活动水平(中)		身体活动水平(重)	
	男	女	男	女	男	女
0 岁 ~	—	—	90 kcal(0.38 MJ)/(kg·d)		—	—
0.5 岁 ~	—	—	80 kcal(0.33 MJ)/(kg·d)		—	—
1 岁 ~	—	—	900(3.77)	800(3.35)	—	—
2 岁 ~	—	—	1100(4.60)	1000(4.18)	—	—
3 岁 ~	—	—	1250(5.23)	1200(5.02)	—	—
4 岁 ~	—	—	1300(5.44)	1250(5.23)	—	—
5 岁 ~	—	—	1400(5.86)	1300(5.44)	—	—
6 岁 ~	1400(5.86)	1250(5.23)	1600(6.69)	1450(6.07)	1800(7.53)	1650(6.90)
7 岁 ~	1500(6.28)	1350(5.65)	1700(7.11)	1550(6.49)	1900(7.95)	1750(7.32)
8 岁 ~	1650(6.90)	1450(6.07)	1850(7.74)	1700(7.11)	2100(8.79)	1900(7.95)
9 岁 ~	1750(7.32)	1550(6.49)	2000(8.37)	1800(7.53)	2250(9.41)	2000(8.37)
10 岁 ~	1800(7.53)	1650(6.90)	2050(8.58)	1900(7.95)	2300(9.62)	2150(9.00)
11 岁 ~	2050(8.58)	1800(7.53)	2350(9.83)	2050(8.58)	2600(10.88)	2300(9.62)
14 岁 ~	2500(10.46)	2000(8.37)	2850(11.92)	2300(9.62)	3200(13.39)	2550(10.67)
18 岁 ~	2250(9.41)	1800(7.53)	2600(10.88)	2100(8.79)	3000(12.55)	2400(10.04)
50 岁 ~	2100(8.79)	1750(7.32)	2450(10.25)	2050(8.58)	2800(11.72)	2350(9.83)
65 岁 ~	2050(8.58)	1700(7.11)	2350(9.83)	1950(8.16)	—	—
80 岁 ~	1900(7.95)	1500(6.28)	2200(9.20)	1750(7.32)	—	—
孕妇(早)	—	+0	—	+0	—	+0
孕妇(中)	—	+300(1.26)	—	+300(1.26)	—	+300(1.26)
孕妇(晚)	—	+450(1.88)	—	+450(1.88)	—	+450(1.88)
乳母	—	+500(2.09)	—	+500(2.09)	—	+500(2.09)

注："—"表示未制定；"+"表示在同龄人群参考值基础上额外增加量。摘自《中国居民膳食营养素参考摄入量(2013 版)》。

膳食中三大产能营养素所占总能量的比值分别为：蛋白质10%~15%；脂肪20%~30%；碳水化合物50%~65%；其他营养素膳食参考摄入量在后面相应内容中分别介绍。接下来介绍营养素摄入不足和过多的危险性，简单地说，人体每天都需要从膳食中获得一定量的各种必需营养素。如果人体长期摄入某种营养

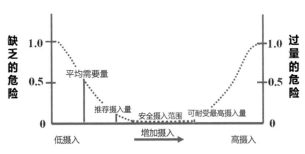

营养素摄入不足和过多的危险性图解

素不足(或过多)就有发生该营养素缺乏(或过量)的风险。当日常摄入量为0时，摄入不足的危险为100%。当摄入量达到平均需要量时，发生营养素缺乏的概率为0.5，即有50%的危险缺乏该营养素。摄入量达到推荐摄入水平时，摄入不足的危险变得很小，也就是绝大多数的个体都没有发生缺乏症的危险。摄入量达到可耐受最高摄入量水平后，若再继续增加就可能开始出现毒副作用。而推荐摄入量和可耐受最高摄入量之间是一个安全摄入范围。

(胡敏予)

05 蛋白质的"优"与"劣"

人体通过膳食摄入的蛋白质经分解为氨基酸被机体吸收后，在体内合成组织蛋白与活性物质，故摄入蛋白质其实质是为满足人体对氨基酸的需要。

自然界氨基酸种类很多，但组成人体蛋白质的仅20种。其中亮氨酸、异亮氨酸、赖氨酸、蛋氨酸、苯丙氨酸、苏氨酸、色氨酸、缬氨酸和组氨酸等9种氨基酸为人体必需氨基酸。所谓必需是指在人体不能合成或合成速度不能满足机体需要，必须从膳食补充的氨基酸。丙氨酸、精氨酸、天门冬氨酸、

天门冬酰胺、谷氨酸、谷氨酰胺、甘氨酸、脯氨酸和丝氨酸等 9 种氨基酸为非必需氨基酸。这 9 种氨基酸并非人体合成蛋白质时不需要，而是能够在体内合成，不一定必须由食物供给的氨基酸。因为必需氨基酸中的蛋氨酸可转

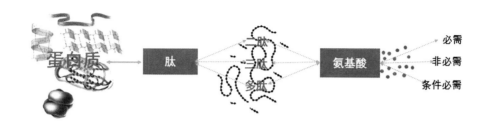

变为半胱氨酸，苯丙氨酸可转变为酪氨酸，如果膳食中能直接提供半胱氨酸和酪氨酸，则人体对蛋氨酸的需要可减少 30%，对苯丙氨酸的需要可减少 50%，所以，半胱氨酸和酪氨酸称为条件必需氨基酸。

食物蛋白质中的各种必需氨基酸间的构成比或相互比值，即氨基酸模式。当某食物蛋白质中某一种或某几种必需氨基酸缺乏或不足时，则合成组织蛋白质受到限制，这一种或这几种氨基酸称为限制氨基酸。所谓蛋白质的"优"与"劣"主要是从食物蛋白质能否提供种类齐全、比例适当的必需氨基酸来考虑的；但同时还须考虑其蛋白质含量的多少。可以这么说，"优"与"劣"是以人体摄入后的效果及其生物利用率高低为主要依据，"优"的蛋白质，人体所消化、吸收、利用的程度就高，满足人体需要或最佳发育状态所需的蛋白质摄入量就低。一种蛋白质尽管被机体消化、吸收、利用程度很高，但如果其含量太低则无法发挥"优"质蛋白质的作用，如马铃薯中的蛋白质就是如此。

中国居民膳食蛋白质参考摄入量，成人男性 65 g/d，女性 55 g/d。蛋白质广泛存在于动、植物性食物中。动物性蛋白质质"优"、利用率高，但同时富含饱和脂肪酸及胆固醇；植物性蛋白质通常利用率较低，值得一提的是大豆，大豆除富含脂肪和其他有益成分外，其蛋白质丰富，质"优"。

（胡敏予）

06 脂肪的"饱和"与"不饱和"

脂肪是由 1 分子甘油和 3 分子脂肪酸结合而成的甘油三酯。脂肪酸从结构形式上可分为"饱和"脂肪酸（SFA）和"不饱和"脂肪酸。不饱和脂肪酸又分为单不饱和脂肪酸（MUFA）和多不饱和脂肪酸（PUFA）。饱和脂肪酸不含双键，不饱和脂肪酸含有 1 个或多个双键，含有 1 个不饱和双键的称为单不饱和脂肪酸，含有 2 个或多个不饱和双键的称为多不饱和脂肪酸。说到这里，大家就明白了，所

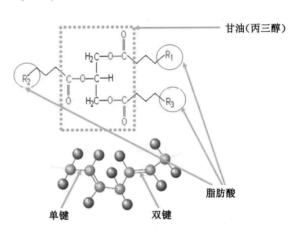

谓脂肪的"饱和"与"不饱和"指的是脂肪酸的饱和与不饱和化学键。

营养学中经常会提到一个词——必需脂肪酸。所谓必需脂肪酸指的是人体不可缺少而机体又不能合成，必须通过食物供给的多不饱和脂肪酸，亚油酸和 α–亚麻酸为人体的必需脂肪酸。亚油酸(n–6)的衍生物是前列腺素的前体，而且只要能供给足够量的亚油酸，人体就能合成所需要的其他 n–6 类脂肪酸；α–亚麻酸(n–3)可衍生为二十碳五烯酸（EPA）和二十二碳六烯酸（DHA）。必需脂肪酸的功能包括：①为磷脂的重要组成成分；②是合成前列腺素的前体；③与胆固醇的代谢有关；④参与生物合成类二十烷酸物质。

人们从膳食中获取的脂肪，一方面，可作为人体脂肪的合成材料，另一方面，除提供能量外，其含量的多少影响饱腹感；通过改善食物的色、香、味、形，起到使食物美观和促进食欲的作用；同时因脂肪的属性，可提供脂溶性维生素。膳食中脂的主要来源为动物的脂肪组织、肉类及植物的种

子。动物脂肪相对含饱和脂肪酸、单不饱和脂肪酸多，而多不饱和脂肪酸含量较少。植物油主要含不饱和脂肪酸。亚油酸普遍存在于植物油中，豆油、紫苏籽油中则含 α–亚麻酸较多，而鱼贝类则含 EPA、DHA 较多。

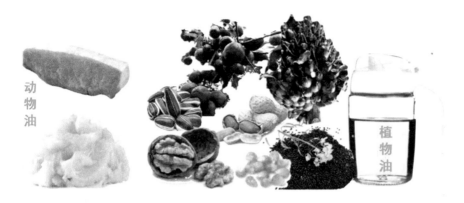

婴幼儿、儿童对脂肪的需要量高于成人，尤其对各种多不饱和脂肪酸和类脂有特别的需要。它们对婴幼儿的生长发育、神经和脑的发育都有极为重要的意义。

中国居民膳食脂肪适宜摄入量，成人（包括孕妇和乳母）亚油酸占总能量的 4%，α–亚麻酸占总能量的 0.6%。

（胡敏予）

07 碳水化合物的"能"与"不能"

碳水化合物种类繁多，按其聚合度可分为单糖、双糖、寡糖和多糖四类。

单糖：是不能被水解的最简单的碳水化合物，包括葡萄糖、果糖和半乳糖。人体在禁食状态下，葡萄糖是体内唯一的游离存在的单糖；果糖与葡萄糖的分子式相同（$C_6H_{12}O_6$），但结构不同，在糖类中果糖最甜，其甜度是蔗糖的 1.2 ~ 1.5 倍；半乳糖是组成乳糖和某些植物多糖的成分，在食物中仅存于发酵乳中（如酸奶）。

双糖：由 2 个单糖分子通过糖苷键构成，包括蔗糖、乳糖和麦芽糖。蔗糖也就是我们常吃的白糖和红糖，是最常食用的双糖；乳糖由葡萄糖和半乳糖构成，存在于哺乳动物的乳汁中，人乳中含量为 5%~8%，牛、羊乳中含量为 4%~5%；乳糖可促进婴儿肠道双歧杆菌的生长；乳酸菌可使乳糖发酵成为乳酸；麦芽糖是由两分子葡萄糖构成，淀粉在酶的作用下可分解成大量的麦芽糖。

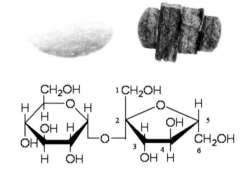

寡糖：又称低聚糖，由 3~9 个单糖分子通过糖苷键构成的聚合物。几种重要的功能性低聚糖有异麦芽低聚糖、海藻糖、低聚果糖、低聚甘露糖、大豆低聚糖等。其甜度只有蔗糖的 30%~60%。

多糖：多糖为不小于 10 个单糖分子通过糖苷键构成的聚合物，包括淀粉和非淀粉多糖，因其分子量很大而不溶于水，且无甜味。在酶或酸的作用下，水解成单糖残基数不等的片段，最后成为单糖。

碳水化合物是机体重要的碳源，亦是组成人体组织结构及生物活性物质的重要成分，更重要的是人体获取能量最经济、最主要的来源。这反映出碳水化合物一个重要特性——"能"，即碳水化合物的"功能"。人们从膳食摄入的碳水化合物，通过机体的消化、吸收及代谢过程，为机体的生命活动提供能量，这些碳水化合物属于产能营养素；但还有部分不可被机体消化的碳水化合物，被称为膳食纤维，主要包括纤维素、木质素、果胶、亲水胶物质等，不能产生能量。

通过食物进入人体的膳食纤维，在胃中可吸收水分而膨胀，由此增加了胃内容物的容积，既可减少进食过多的其他食物，增加饱腹感，还可减慢食物进入小肠的速度；而进入小肠的各种纤维可减少糖的吸收，使人体血糖不至于因进食而快速升高，减少胰岛素的释放，还可吸附脂肪、胆固醇和胆汁酸，减少其吸收率，使进入血液的脂类物质减少，达到降低血糖、血脂的作用。膳食纤维还可在结肠发酵，选择性地刺激肠道菌的生长，特别是促进乳酸杆菌、双歧杆菌等有益菌群的增殖，以维持肠道健康。

每100 g食物碳水化合物的含量及每100 g食物膳食纤维的含量，见下图。

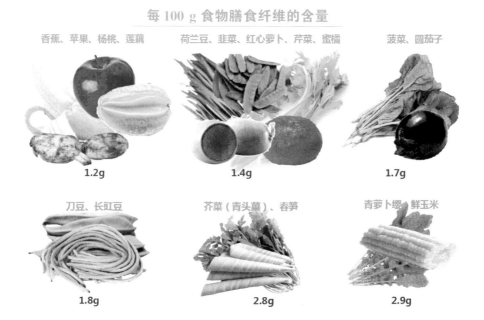

每100 g食物碳水化合物的含量

白糖 99.9g	蜂蜜 75.6g	小麦 75.2g	玉米（黄）73g
小米 75.1g	大麦 73.3g	麸皮 61.4g	粉条 84.2g
藕粉 93.0g	甘薯 25.2g	土豆 17.2g	芋头 18g
黄豆 34.2g	绿豆 62.0g	赤小豆 63.4g	花生 12.5g

每100 g食物膳食纤维的含量

香蕉、苹果、杨桃、莲藕	荷兰豆、韭菜、红心萝卜、芹菜、蜜橘	菠菜、圆茄子
1.2g	1.4g	1.7g
刀豆、长豇豆	芥菜（青头菜）、春笋	青萝卜缨、鲜玉米
1.8g	2.8g	2.9g

我国成年人膳食碳水化合物平均每天的需要量为 120 g；膳食纤维每天适宜摄入量为 25~30 g；糖的摄入量每日不超过 50 g，最好限制在 25 g 以内。

（胡敏予）

08 矿物质的"多"与"少"

人体组织中几乎含有自然界存在的各种元素，凡体内含量大于体重 0.01% 的矿物质称为常量元素或宏量元素，包括钙、磷、钠、钾、氯、镁、硫等。而人体中某些化学元素存在数量极少，甚至仅为痕量，但有一定的生理功能，体内含量小于体重 0.01% 的矿物质按其生物学作用可分为三类：第一类为人类必需微量元素，包括碘、锌、硒、铜、钼、铬、钴及铁等；第二类为人体可能必需的微量元素，包括锰、硅、硼、矾及镍等；第三类为具有潜在的毒性，但在低剂量时可能具有人体必需功能的微量元素，包括氟、铅、镉、汞、砷、铝及锡等。成人每日膳食常量元素、微量元素参考摄入量参见表 1-2、表 1-3。

表 1-2　成人每日膳食常量元素参考摄入量

元素	人群	推荐摄入量（适宜摄入量）	可耐受最高摄入量
钙/mg	18~49 岁	800	2000
	50 岁~	1000	2000
磷/mg	18~64 岁	720	3500
	65~79 岁	700	3000
	80 岁~	670	3000
钠/mg	18~49 岁	2000（1500）	—
	50~64 岁	1900（1400）	—
	65~79 岁	1800（1400）	—
	80 岁~	1700（1300）	—

续表 1-2

元素	人群	推荐摄入量(适宜摄入量)	可耐受最高摄入量
钾/mg	18 岁~	(2000)	3600
氯/mg	18~49 岁	(2300)	—
	50~79 岁	(2200)	—
	80 岁~	(2000)	—
镁/mg	18~64 岁	330	—
	65~79 岁	320	—
	80 岁~	310	—
硫		目前国内外均未见制定	

注:"—"表示未制定。摘自《中国居民膳食营养素参考摄入量(2013 版)》。

表 1-3 成人每日膳食微量元素参考摄入量

元素	人群	推荐摄入量(适宜摄入量)		可耐受最高摄入量
		男	女	
铁/mg	18~49 岁	12	20	42
	50 岁~	12	12	42
碘/μg	18 岁~	120		600
锌/mg	18 岁~	12.5	7.5	40
硒/μg	18 岁~	60		400
铜/mg	18 岁~	0.8		8
氟/mg	18 岁~	(1.5)		3.5
铬/μg	18 岁~	(30)		—
锰/mg	18 岁~	(4.5)		11
钼/μg	18 岁~	100		900

注:"—"表示未制定。摘自《中国居民膳食营养素参考摄入量(2013 版)》。

矿物质在人体内是不能合成的,必须从外界摄取,除了通过食物外,也是唯一可以通过天然水途径获取的营养素;而体内的矿物质分布极不均匀,各种矿物质之间还存在协同或拮抗的作用;生理剂量(人体需要量)与中毒剂量范围较窄。关于矿物质的几组用词,"微量"与"常量","痕"与"宏",

"多"与"少"只是相对而言，对于我们每天要摄入的量而言，均属于微量营养素。要知道，任何一种食物都是不能满足人体对能量和各种营养素的需要的，一旦形成不良的饮食习惯，尤其是偏食，就会产生一种或多种营养素的"少"，或一种或多种营养素的"多"，对机体产生相应的健康伤害。

（胡敏予）

09 维生素的"质"与"量"

维生素是人体维持正常生理功能不可缺少的一类有机化合物，天然存在于食物中，是防止多种缺乏病的必需营养素，可分为脂溶性和水溶性两类，所谓的"质"与"量"与维生素的溶解性有关。

脂溶性维生素：有维生素 A、维生素 D、维生素 E、维生素 K，其化学组成仅含碳、氢、氧，不溶于水，而溶于脂肪及脂溶剂，与食物中脂类共存，在肠道吸收时随脂肪经淋巴系统吸收，有少量从胆汁排出。摄入后，大部分储存于脂肪组织中，若摄入过少，可缓慢地出现缺乏症状，如长期摄入大剂量维生素 A 和维生素 D，易出现中毒症状。成人每日膳食脂溶性维生素参考摄入量参见表 1–4。

表 1–4　成人每日膳食脂溶性维生素参考摄入量

| 项目 | 人群 | 推荐摄入量（适宜摄入量） | | 可耐受 |
		男	女	最高摄入量
维生素 A/（μgRAE）	18 岁 ~	800	700	3000
维生素 D/μg	18~64 岁	10		50
	65 岁 ~	15		
维生素 E/（mgα–TE）	18 岁 ~	(14)		700
维生素 K/μg	18 岁 ~	(80)		—

注："—"表示未制定。摘自《中国居民膳食营养素参考摄入量(2013 版)》。

维生素 A 的良好来源是各种动物肝脏(见下图，注意适量摄入)、鱼肝油、鱼卵、全奶、奶油、禽蛋等；植物性食物只能提供类胡萝卜素，深绿色和红黄橙色的蔬菜、水果中β–胡萝卜素含量较高，如西兰花、菠菜、苜蓿、空心菜、莴笋叶、芹菜叶、胡萝卜、豌豆苗、红心红薯、辣椒、芒果、杏及柿子等；维生素 A 的安全摄入量范围较小，β–胡萝卜素是维生素 A 的安全来源。

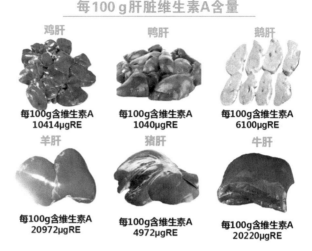

每100 g肝脏维生素A含量

鸡肝
每100g含维生素A
10414µgRE

鸭肝
每100g含维生素A
1040µgRE

鹅肝
每100g含维生素A
6100µgRE

羊肝
每100g含维生素A
20972µgRE

猪肝
每100g含维生素A
4972µgRE

牛肝
每100g含维生素A
20220µgRE

维生素 D 是所有具有胆钙化醇生物活性的类固醇的统称，主要包括维生素 D_2(麦角钙化醇)和维生素 D_3(胆钙化醇)；植物中的麦角固醇和人体皮下

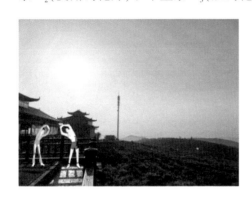

存在的 7–脱氢胆固醇在日光或紫外线照射后可分别转变为维生素 D_2 和维生素 D_3；维生素 D_2、维生素 D_3 均不具有生物活性，只有在体内转化为具有生物活性的 $1, 25-(OH)_2$ D_3 后才具有生物活性，具有促进钙的吸收、转运及调节血钙平衡等重要生理功能。维生素 D 主要存在于海水鱼、肝脏、蛋黄等动物性食品及鱼肝油制剂中。人奶和牛奶为维生素 D 较差来源，蔬菜、谷类及其制品和水果仅含有少量的维生素 D 或几乎没有活性的维生素 D。经常晒太阳是廉价获得充足有效的维生素 D 的最好方式。

水溶性维生素包括 B 族维生素(维生素 B_1、维生素 B_2、烟酸、维生素 B_6、叶酸、维生素 B_{12}、泛酸、生物素等)和维生素 C，其化学组成除碳、氢、氧外尚有氮、硫、钴等元素，溶于水而不溶于脂肪及脂溶剂，在满足组织需要后，多余部分将由尿排出，在体内仅有少量储存；一般无毒性，但过量摄入时也可能出现毒性，若摄入过少，可较快出现缺乏症状；新鲜蔬菜、水果富含水溶性维生素和矿物质。成人每日膳食水溶性维生素参考摄入量参见表1-5。

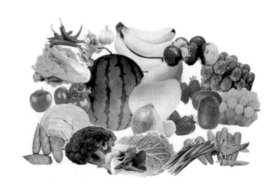

表1-5　每日膳食水溶性维生素参考摄入量

| 项目 | 人群 | 推荐摄入量（适宜摄入量） | | 可耐受最高摄入量 |
		男	女	
维生素 B_1/mg	18 岁～	1.4	1.2	—
维生素 B_2/mg	18 岁～	1.4	1.2	—
维生素 B_6/mg	18～49 岁	1.4		60
	50 岁～	1.6		60
维生素 B_{12}/μg	18 岁～	2.4		—
泛酸/mg	18 岁～	(5.0)		—
叶酸/（μgDFE）	18 岁～	400		1000
烟酸/（mgNE）	18～49 岁	15	12	35
	50～64 岁	14	12	35
	65～79 岁	14	11	35
	80 岁～	13	10	30
胆碱/mg	18 岁～	(500)	(400)	3000
生物素/μg	18 岁～	(40)		—
维生素 C/mg	18 岁～	100		2000

注："—"表示未制定。摘自《中国居民膳食营养素参考摄入量(2013 版)》。

人体维生素不足或缺乏是一个渐进的过程，当饮食中长期缺乏某种维生素时，轻者，一般可降低劳动效率和对疾病的抵抗力，亦称之为维生素边缘缺乏，进一步发展，则可引起组织的病理改变，并出现临床体征。

（胡敏予）

10　水的"渴"与"足"

　　水是人体内含量最多的物质，占成年人体重的60%～70%，血液中大部分是水分，肌肉、肺、大脑等组织和器官中也含有大量的水分。人体每天通过喝水、食物和机体内生水这三个途径来获得所需要的水分。

　　喝水包括各种途径所获得的白开水、茶水、饮料等，通过喝水人体可以获得很多水分；我国居民的饮食以植物性食物为主，水果和蔬菜中含有大量

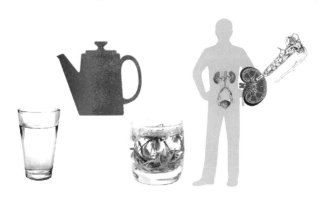

的水分；另外，我们常用的烹调方式与西方不同，多以蒸、炖、煮、炒为主，不仅保留了食物中大部分的水分，还往往在烹调时加入一定的水，因此，我们可以从食物中获得一定

量的水分。机体内生水是指三大产能营养素(蛋白质、脂肪、碳水化合物)在体内代谢产生的水分，也是机体获得水分的一个途径。

　　人体通过排尿、排便、呼气、皮肤蒸发或出汗丢失水分，其中，排尿是最主要的途径。人体内有一个水平衡调控系统，确保了液体摄入量与丢失量之间处于动态平衡状态。当身体出现体液不足时，口渴中枢受刺激，产生口渴感，引发饮水行为；如果不能及时通过饮水来补充缺失的水分时，机体会通过增加抗利尿激素和醛固酮的分泌，使得肾脏内体液潴留，通过减少排尿量来保持体内液体平衡。而如果水分摄入较多，则通过增加排尿量来排出水分。机体缺水超过体重的1%以上，而没有得到及时的补充时，则会产生一些症状。另外，还可通过一些缺水症状识别身体是否缺水，如关节痛、肌肉疼痛、后背痛、便秘，尿液气味浓重、色黄等。

在温和气候条件下生活的从事轻度身体活动的成年人每天需要喝水1500～1700 mL。当活动量较大时丢失的水分增加，应该适当增加饮水量。短时间的运动，可额外补充400～600 mL液体即足以弥补丢失的水分；但若进行持续1小时以上的剧烈运动，则需补充更多。另外，较热的环境使得排汗增多，室内或飞机上开空调或暖气可造成皮肤中水分蒸发丢失，也需增加饮水量。饮酒会加快机体内的代谢反应，使得排尿量增加，应补充增加的饮水量没有定数，只要保持体内水分平衡即可。

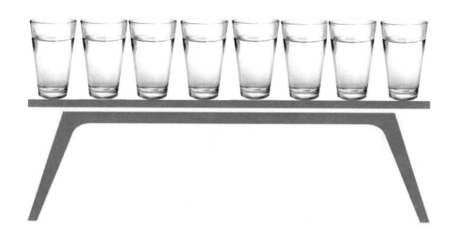

喝水时间应分配在一天中的任何时刻，不能想当然地认为，口渴时我们的体内才需要水、才需要喝水。其实，口渴时机体已经处于缺水状态，并开始利用调节系统进行水平衡的调节，此时饮水虽然可以补充丢失量，但并不是最佳的饮水时机，且往往容易一次性大量饮水，加重胃肠负担，稀释胃液而影响消化。喝水原则是少量多次，每次200 mL左右。一夜的睡眠会丢失不少水分，尽管在起床后没有口渴感，但体内仍然会因为缺水出现血液黏稠。早晨起床后喝一杯凉开水（150 mL左右）可以降低血液黏度，增加循环血容量。

（胡敏予）

二

购物篇

01 认识食品标签

要认识食品标签，首先要了解什么叫预包装食品。预包装食品指预先定量包装或者制作在包装材料和容器中的食品，包括预先定量包装以及预先定量制作在包装材料和容器中，并且在一定限量范围内具有统一的质量或体积标识的食品。换一种说法就是生产者形成最终销售单元的食品。食品标签是指食品包装上的文字、图形、符号以及一切说明物。其常见形式有两种：一是把文字、图形、符号直接印制或压印在食品包装盒、袋、瓶、罐或其他包装容器上；二是单独印制纸签、塑料薄膜签或其他制品。此外，吊牌、附签、商标也属标签范畴。

直接向消费者提供的预包装食品，其标签标示包括：食品名称，配料表，净含量和规格，生产者和(或)经销者的名称、地址和联系方式，生产日期和

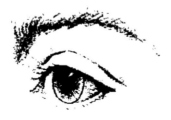

中文标签　　　　　　　　　　营养成分表

食品名称　　　　　　　　　　配料表

生产许可证　　　　　　贮存条件

生产日期和保质期

保质期，贮存条件，所使用的食品添加剂在国家标准中的通用名称，食品生产许可证编号，产品标准代号，以及其他需要标示的内容。作为向消费者传递食品信息的载体，食品标签方便消费者直观了解食品的属性、配方、营养成分、特征等，有利于消费者选择食品，维护自身合法权益。

消费者选购食品要养成看标签的习惯。看标签时重点注意以下几点：

第一，是否有中文标签。无论是国产还是进口的预包装食品，都应有清晰、醒目、持久的中文标签。

第二，食品名称。从名称可以判断食品的真实属性，如产品名称为果汁、果汁饮料和果味饮料的三类食品就有很大差别：果汁，是指用100%水果为原料加工制成的；果汁饮料，是指饮料中含有一定量的果汁；果味饮料则不同，尽管标签上可能画有诱人的水果，实际上果汁含量极少甚至没有，其主要通过添加食用色素和果味香精来呈现水果的颜色与香气。

第三，是否有生产许可证编号。过去是QS证号，现在改为SC证号，具体由SC("生产"的汉语拼音字母缩写)和14位阿拉伯数字组成。如没有生产许可证编号，则表明该食品未取得生产许可，其质量难以保证，是不准进入市场销售的。

第四，生产日期和保质期。保质期是指食品在标签标明的贮存条件下，保持品质的期限。如果超过保质期，则属法律禁止生产经营的食品，经营者不得经营，消费者不要购买。当然，还有一些预包装食品，如食醋、食用盐、固态食糖、味精、酒精度超过10% vol的饮料酒等，其质量相对稳定，一般不易变质，按规定可以不标示保质期。

第五，包装上的配料表。配料中的具体原料及其排序很重要。按照国家标准《预包装食品标签通则》的规定，预包装食品中的各种配料应

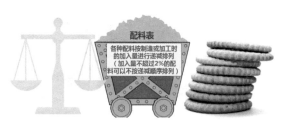

按制造或加工时的加入量进行递减排列(加入量不超过2%的配料可以不按递减顺序排列)。因此，配料表中，越是排在前面的原料或配料，说明其加入量越多，含量越高。如某酸奶食品，粗看名称，可能认为是酸奶或认为主要成分是乳，但细看配料表就会发现，其主要成分是水，之后依次为奶粉、白砂糖，此外还添加了酸味剂、甜味剂和食用香精等。

第六，标签上的营养成分表，了解食品营养方面信息和特性。我国食品标签上营养成分表需要标示的内容包括：能量、核心营养素(指蛋白质、脂

肪、碳水化合物、钠)的含量及其占营养素参考值(nutrient reference values, NRV)的百分比。各营养素含量以每100 g或每100 mL或每份食品中的具体含量值来标示。如某品牌饼干营养成分表标示每100 g的热量为2035 kJ，

营养成分表

项目	每100 g	营养素参考值
能量	2035 kJ	24%
蛋白质	......	
脂肪		
碳水化合物	......	
钠	......	

NRV%为24%，表示对于一个健康成年人来说，吃100 g这种饼干已经摄入了全天所需能量的四分之一左右(24%)；假设这包饼干的重量为140 g，吃完一包，则摄入的能量为2035×140/100 = 2849(kJ)，占其一天所需要全部能量的24%×140/100 = 33.6%，可见，吃完这包饼干，相当于已经摄入了一天所需要能量的三分之一。用同样的方法可计算其他营养成分摄入量。除营养成分，有些食品的标签还有营养声称，也就是商家对其产品营养特性的描述和声明。比如声称无或不含脂肪的食品，并不是说该食品中完全没有脂肪，而是100 g固体或100 mL液体食品中脂肪含量小于或等于0.5 g；同样在营养成分表上标注为"0"的成分，也不代表完全没有该成分，如100 g固体或100 mL液体某食品中反式脂肪酸含量小于或等于0.3 g，即可在营养成分表中标示反式脂肪酸为0 g。

非直接向消费者提供的预包装食品，如提供给其他食品生产者或餐饮业作为原料或辅料使用的预包装食品，其标签必须标示食品名称、规格、净含量、生产日期、保质期和贮存条件，其他内容如配料表等未在标签上标注，则应在说明书或合同中注明。

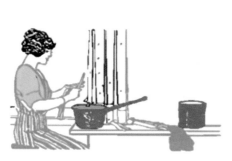
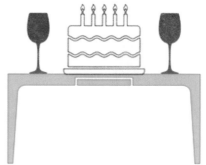

消费者在购买散装食品时，也要注意看散装食品的容器、外包装上是否标注食品名称、生产日期或者生产批号、保质期以及生产经营者名称、地址、联系方式等内容。

此外，为保护消费者的知情权和选择权，转基因食品、通过辐照技术处理的食品必须按规定明确标示。国家对保健食品的标签及其宣传广告也有相应的规定要求，如保健食品标签不得涉及疾病预防、治疗功能，内容应当真实，载明适宜人群、不适宜人群、功效成分或者标志性成分及其含量等，并声明"本品不能代替药物"。特殊膳食用食品的标签也不应涉及疾病预防、治疗功能；并符合预包装特殊膳食用食品相应产品标准中标签、说明书的有关规定，还不应对 0 ~ 6 月龄婴儿配方食品中的必需成分进行含量声称和功能声称。

（张一青）

02 谷类及其制品

谷类是我们日常生活中最常见、最主要的食物原料，包括稻谷、小麦、玉米、大麦、燕麦、荞麦等。谷类及其制品种类很多，我国南、北方居民分别以大米和小麦及其制品作为主食。

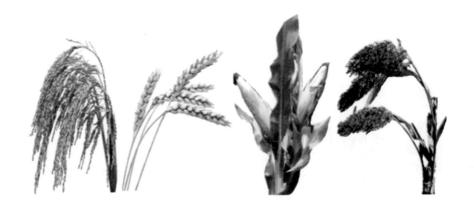

谷类蛋白质含量一般为 7%～16%，大多在 10% 左右，因其含人体所必需氨基酸种类不全，或比例不适当，如粮谷类食物蛋白质缺少赖氨酸，导致摄入人体后的利用率不高，影响了营养价值。谷类碳水化合物含量可达 70% 以上，主要形式为淀粉，淀粉经烹调加热后容易被消化、吸收。谷类脂肪含量低，多在 2% 以下，少数谷类如燕麦脂肪含量可达 7%。谷类脂肪主要集中于胚芽和谷皮中，如小麦及玉米的胚芽含大量油脂，且以不饱和脂肪酸为主，有益于降低人体血液中的胆固醇水平，预防动脉硬化。谷类含有一定量的维生素，是膳食中 B 族维生素的重要来源；B 族维生素大部分集中在谷物糊粉层、吸收层和胚芽中，且为水溶性，加工过细、淘米次数太多可致其大量丢失。谷类矿物质含量一般为 1.5%～3.0%，多以磷的有机化合物、植酸盐形式存在，人体的吸收利用率较低。我国居民常以谷类及其制品为主食，因此，谷类及其制品既可为人体提供最主要、最经济、最方便的热能，同时也是蛋白质、矿物质和 B 族维生素的重要来源。

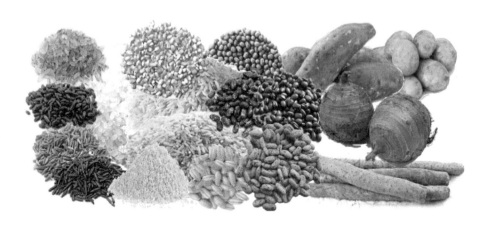

谷类有粗、细之分。人们习惯将大米和小麦面粉称为细粮，其余的谷类如玉米、小米、红米、黑米、紫米、高粱、大麦、燕麦、荞麦等称为粗粮。也有将豆类如黄豆、绿豆、红豆、黑豆、蚕豆、豌豆等，以及块茎类如红薯、山药、马铃薯等称作粗粮或杂粮的。粗粮种类多，因品种、产地、成熟程度不同而所含营养素各不一样，如燕麦富含蛋白质，小米富含色氨酸、胡萝卜素、铁和 B 族维生素，豆类富含蛋白质、脂肪，高粱富含脂肪酸、铁等，加上大多粗粮只经简单加工，营养成分保留较多。细粮则不一样，品种相对单一，且多为精加工，在剔除了影响口感的膳食纤维的同时，也去掉了相当多的维生素和矿物质，降低了营养价值。

既然粗粮比细粮更有营养，可不可以全吃粗粮呢？答案也是否定的。一是我国有长期种植和食用细粮的传统与习惯；二是多数粗粮富含纤维素，质地粗糙，口感不如细粮好；三是粗粮所含的高纤维素会影响其他营养素的消化和吸收。因此，从产量、口感、营养等方面综合考虑，建议粗细粮合理搭配，混合食用，这样既可改善食物的风味，还有助于不同种类食物各种营养成分的互补，提高食物的营养价值和利用程度。

谷类还有精和糙之别。无论大米还是面粉，精制后，杂质更少，外观更漂亮，产品更可口，但营养素特别是膳食纤维、维生素和无机盐损失较多。有报道称，精白面粉所含的膳食纤维不到标准粉的一半，维生素 B_1 的损失则更多。因此，我们选择谷类食物时，不能盲目追"精"，适量选用糙米或全麦粉更有益于健康。

此外，从农田到餐桌的多个环节和多种因素都会影响谷类及其制品的卫生和安全，如农药残留，重金属超标，混入有毒有害的植物种子和杂质，霉变，加工过程食品添加剂滥用甚至使用非食用物质，等等。除种植者、食品生产经营者、食品安全监管部门要落实各自的责任外，消费者在选购谷类及其制品时，也要注意食品安全，提高识别能力。

（张一青）

03 　肉及肉制品

　　畜、禽、鱼肉及其制品种类众多，味道鲜美，营养价值较高，备受广大消费者青睐。日常生活中，我们经常食用的有猪、牛、羊等畜肉，鸡、鸭、鹅等禽肉，淡水鱼、海水鱼等鱼肉。肉制品是以鲜、冻肉为主要原料，经选料、修整、腌制、调味、成型、熟化（或不熟化）等工艺制成的肉类加工食品，常见的有腌腊肉制品、酱卤肉制品、熏烧烤肉制品、发酵肉制品等。据全球粮食政策报告数据，我国人均每年肉类消费量达 59 kg，其中猪肉消费量占 60% 以上。由于消费量大，肉及肉制品的质量直接关系到我们的身体健康。

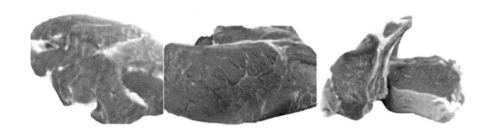

　　作为主要的动物性食品来源，畜、禽及鱼肉为人体提供丰富的蛋白质、脂肪、无机盐和维生素。畜、禽及鱼肉蛋白质含量为 10%～25%，其所含必需氨基酸的构成比例接近人体需要，可被充分利用，属于优质蛋白质；鱼类蛋白质氨基酸组成比例更优于畜禽类；肉类还含有较多的谷类食物蛋白质常缺少的赖氨酸，因此，将肉类与谷类食物搭配食用，可以发挥蛋白质的互补作用，提高谷类食物营养价值。

　　畜禽肉脂肪含量因畜禽品种、年龄、肥瘦程度、部位等不同而有很大差异。畜类中猪肉脂肪含量最高，其次是羊肉，牛肉相对较低。禽类中鸭和鹅肉的脂肪含量最高，其次是鸡和鸽肉，火鸡和鹌鹑肉相对较低。即使是瘦肉，也含有一定量的脂肪，如猪瘦肉的脂肪含量一般在 6% 左右；看起来主要为瘦肉的猪大排，脂肪含量可达20%之多。畜肉脂肪组成以饱和脂肪酸为主，主要由硬脂酸、棕榈酸和油酸组成，熔点较高；禽肉脂肪则含有较多的亚油酸，熔点相对低，易于消化吸收。畜禽动物油与植物油在营养价值上各有所长，如植物油中必需脂肪酸含量较高，因此，将畜禽动物油与植物油搭配食用，比单独食用

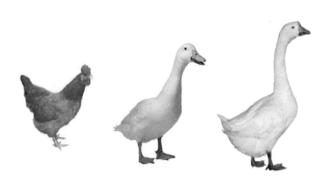

其中的一种要好。鱼类脂肪含量较低，但主要为多不饱和脂肪酸，尤其是富含 EPA 和 DHA。研究发现 EPA 和 DHA 可促进脂肪代谢，维护血管功能，有益于神经系统的发育。

肉类的矿物质含量为 0.8%～2%，瘦肉中的含量高于肥肉，内脏中的含量则更高。海鱼碘含量较高，肉类中的铁主要以血红素的形式存在，人体对

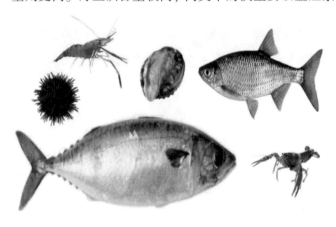

其的消化吸收率高。肉类含有多种维生素。鱼油和鱼肝油中含有丰富的维生素 A 和维生素 D。

动物内脏是人们日常饮食中的美味佳肴，我国国民有喜食内脏的习惯。的确，动物内脏含有丰富的铁、锌等微量元素和维生素 A、B 族维生素、维生素 D 等，能有效补充人体对这些物质的需求，如青少年吃些内脏可以补充铁、锌、硒等，有利于生长发育，常吃少量的肝脏有益于视力改善。但动物内脏也有不利的一面，如肝、肾是动物主要代谢器官，重金属、药物及其他有害物质易聚集，含量比较高；此外，内脏胆固醇含量高，

为瘦肉的 3～5 倍。因此，内脏可以吃，但要适量，不宜多吃。

市场上常见的畜肉类有热鲜肉、冷鲜肉和冷冻肉。热鲜肉是宰杀畜胴体清洁后未经任何处理直接投放市场的肉，肉温为 40～42℃，微生物易生长繁殖，保质期短。冷鲜肉又叫冷却肉、排酸肉或冰鲜肉，是对屠宰后的畜胴体迅速冷却处理，胴体温度在 24 小时内降为 0～4℃，并在后续加工、流通和销售过程中始终保持 0～4℃ 范围内的生鲜肉，其质地较柔软，汁液流失少，味道较好，营养价值较高。冷冻肉则是畜肉宰杀后，经预冷，继而在 –18℃ 以下急冻并保存，其色泽、香味都不如新鲜肉或冷却肉，且食用前须解冻，可造成部分营养素流失，优点是保存期较长。

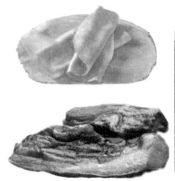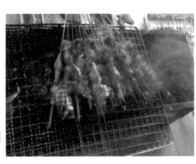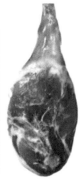

日常生活中，提倡少吃些红肉，多吃些白肉。通常把牛肉、羊肉和猪肉叫作红肉，而把鱼肉、禽肉叫作白肉。红肉的肌肉纤维较粗，脂肪含量较高且以饱和脂肪酸为主，而白肉的肌肉纤维较细，脂肪含量较低，且多为不饱和脂肪酸。红肉和白肉对人类慢性病的影响也不一样，流行病学研究发现，吃红肉的人群患结肠癌、乳腺癌、冠心病等慢性病的危险性增高。还要注意多吃新鲜肉类，少吃加工肉制品。肉类的加工使其保存时间更长，外观更漂亮，味道更鲜美，但高温可破坏维生素等营养成分，盐腌可使含盐量增加，烟熏、烧烤可产生苯并芘等致癌物质，滥用食品添加剂会带来安全隐患。当然，不是吃一餐或少量的这类肉制品就会患病或致癌，但如果长期且大量食用，将损害健康。

肉类食品的不安全因素较多，主要来自生物性和化学性的污染，其中以生物性污染后果较为严重，如寄生虫、口蹄疫、禽流感、疯牛病等都可通过肉类及肉制品使人患病，因此，吃生的或半生的畜、禽、鱼肉，安全风险很大。此外，私屠滥宰、"注水肉"、"掺假肉"、腐败变质、致病微生物污染、药残超标和食品添加剂滥用等问题也必须引起重视。

（张一青）

04 蛋及蛋制品

常见的蛋有鹌鹑蛋、鸡蛋、鸭蛋、鹅蛋、鸽蛋等，蛋制品则包括冰蛋品、干蛋品、湿蛋品、皮蛋、咸蛋、糟蛋等。也有人将皮蛋、咸蛋、糟蛋等外形不变的蛋制品称为再制蛋。蛋类含蛋白质13%～15%，主要是蛋白中的卵白

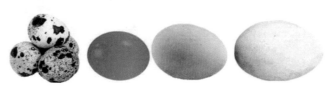

蛋白和蛋黄中的卵黄磷蛋白，其氨基酸组成与人体组织蛋白质的氨基酸组成接近，为天然食物中营养价值最高的蛋白质。正因如此，在评价食物蛋白质营养价值时，常选用鸡蛋蛋白作为参考蛋白质。蛋中的脂肪绝大部分集中在蛋黄内，大部分为中性脂肪，容易消化，含有较多的磷脂，其中约有一半是卵磷脂，这些成分对人体脑及神经组织的发育有重要作用。蛋中的矿物质主要含于蛋黄内，铁、磷和钙的含量较高，也易被人体吸收利用，其中铁的含量丰富，是人体铁的良好来源。蛋黄中还含有丰富的维生素 A、维生素 D、B族维生素和维生素 E 等。

蛋类的烹调方法比较多，如煮蛋、煎蛋、蒸蛋、炒蛋等，只要不是长时间超过100℃高温煎炸，除 B 族维生素有一些损失外，不同烹调方式对蛋的营

养价值影响比较小。相对来说，煮蛋更有利于消化吸收。蛋类加工成再制蛋，如皮蛋、咸蛋、糟蛋后，风味更加独特，其主要营养成分与鲜蛋也差别不

大。但有些特殊加工处理对部分营养成分有一定影响，如皮蛋加工时用碱处理，会使 B 族维生素损失较多；糟蛋加工时要软化蛋壳，蛋壳中的钙因此渗入蛋内，使蛋的钙含量增加。

禽蛋备受争议的一点是蛋黄中含有较高的胆固醇。吃蛋到底会不会导致高胆固醇血症？对此，有人一直持怀疑态度，甚至将蛋黄丢掉。事实上，血脂正常的健康人具有维持血胆固醇稳定的调节机制，吃的胆固醇多了，体内自身合成的胆固醇就会相应减少，血胆固醇水平会维持相对稳定的状态。2015 版《美国居民膳食指南》取消了每日胆固醇摄入限制并称食物本身不会造成体内胆固醇水平过高，2016 版《中国居民膳食指南》推荐每天吃蛋类 40~50 g，提倡吃鸡蛋不弃蛋黄。因此，只要摄入不过量，蛋中的胆固醇就不会威胁人体健康。研究结果显示，正常健康人每日吃 1~2 个鸡蛋，对血胆固醇水平无明显影响，还可发挥禽蛋其他营养成分的作用。但对于高胆固醇血症、肾功能不全、肝硬化血氨高的病人，应控制每天膳食中胆固醇的摄入量，如果摄入过多仍可使血胆固醇升高，因此此类病人在吃蛋时还应听取医生的建议。

健康家禽所产的蛋，其蛋液很少带致病菌。但家禽不健康，如输卵管带菌的家禽所产的蛋，以及家禽禽舍、包装材料及贮藏、加工中受污染都可使微生物通过蛋壳气孔或裂隙侵入蛋内，引起污染。污染蛋类常见的致病菌有沙门菌、变形杆菌、大肠杆菌等。微生物侵入，不仅使蛋的内容物结构形态变化，甚至能分解营养成分，使蛋白质、卵磷脂分解产生硫化氢和胺类，造成腐败变质，失去食用价值，如蛋白呈现蓝色或绿色荧光，蛋黄呈褐色或黑色，并产生臭味。2018 年，因怀疑受到沙门菌污染，美国印第安纳州一农场宣布召回超过 2 亿枚鸡蛋。

有人认为土鸡蛋蛋黄比洋鸡蛋的更黄，因此就更有营养。事实上，如果

鸡吃的蔬菜比较多，或者食用了类胡萝卜素的物质，类胡萝卜素和维生素 B_2 在其体内的累积会比较多，所产蛋黄的颜色就会比较深。土鸡蛋可能口感更好一些，但并不能说明其营养价值更高，根据检测结果，不论是土鸡蛋、洋鸡蛋还是鸭蛋、鸽蛋、鹌鹑蛋、鹅蛋、鸵鸟蛋，营养成分都相差不大。当然，禽蛋化学成分因家禽的种类、品种、饲料和产蛋时间不同可能会略有

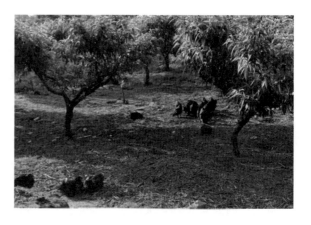

不同。禽蛋壳也有白色、浅红、青色、褐色等，主要由蛋壳中原卟啉、胆绿素等物质决定，与蛋的营养价值无直接关系。

吃蛋要注意安全，应熟吃而不要生吃。吃生蛋不仅不卫生，易引起致病菌感染，而且还不营养，因为生蛋中的抗生物素蛋白会影响机体生物素的吸收，生蛋内的抗胰蛋白酶会阻碍蛋白质的分解，不利于消化吸收。"毛鸡蛋"

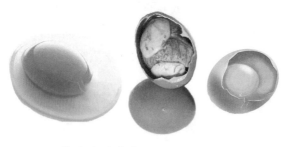

"臭鸡蛋"也不要食用，"毛鸡蛋"是经过孵化但还没有孵出小鸡的鸡蛋，"臭鸡蛋"的臭味来自鸡蛋内蛋白质的腐败，两者的营养价值都不如鲜鸡蛋，

而且还可能含有致病菌，存在安全风险。此外，还要注意鸡蛋过敏问题。婴幼儿对鸡蛋蛋白质过敏的情况较为常见，主要表现为皮肤、消化系统、呼吸系统症状等过敏反应，随着年龄的增长，过敏现象大多会自然消失。

（卢文婷）

05　乳及乳制品

乳是一种营养成分齐全、组成比例适宜、易消化吸收、营养价值高的天然食品，能满足初生幼仔迅速生长发育的全部需要。乳类食品中以牛乳为食用最普遍，适合于母乳不足的婴儿、某些疾病患者和老年人等人群。与人乳相比，牛乳含蛋白质较多，而乳糖含量低于人乳，故以牛乳代替母乳时，应适当调整使其接近人乳组成，以有益于婴儿的生长发育。乳类提供优质蛋白质、钙、维生素 B_1、维生素 B_2；奶中的乳糖能促进钙、铁、锌等矿物质的吸收。除牛乳外，还有羊乳和马乳。

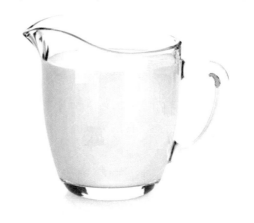

乳制品包括巴氏杀菌乳(消毒牛乳)、乳粉、炼乳、酸奶、奶油、奶酪等。

巴氏杀菌乳：是将新鲜生牛乳经过过滤、加热杀菌后，分装出售的饮用乳。巴氏杀菌乳除维生素 B_1 和维生素 C 有损失外，营养价值与新鲜牛乳差别不大。市售巴氏杀菌乳中常强化了维生素 D 和维生素 B_1 等营养素。

乳粉：根据食用要求乳粉又分为全脂乳粉、脱脂乳粉、加糖乳粉、调制乳粉。全脂乳粉是将鲜乳消毒后，除去 70% ~ 80% 水分，采用喷雾干燥法，将乳喷成雾状微粒。脱脂乳粉的生产工艺同全脂乳粉，但原料乳经过脱脂的过程，由于脱脂使脂溶性维生素损失，此种乳粉适合于腹泻的婴儿及要求少脂膳食的患者。调制乳粉又称人乳化乳粉，该乳粉是以牛乳为基础，按照人乳组成的模式和特点，加以调制而成，其各种营养成分的含量、种类和比例接近母乳。

酸奶：是一种发酵制品，是以新鲜乳、脱脂乳、全脂乳粉、脱脂乳粉或炼乳等为原料接种乳酸菌，经过不同工艺发酵而成，其中以酸牛乳最为普遍。

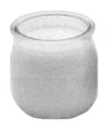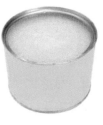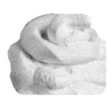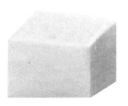

乳经过乳酸菌发酵后，乳糖变成乳酸，蛋白质凝固，脂肪不同程度地水解，形成独特的风味。酸牛乳营养丰富，易消化吸收，还可刺激胃酸分泌。乳酸菌中的乳酸杆菌和双歧杆菌为肠道益生菌，在肠道生长繁殖，可抑制肠道腐败菌的生长繁殖，防止腐败胺类产生，对维护人体的健康有重要作用。酸乳适合于消化功能不良的婴幼儿、老年人，并能使成人乳糖缺乏者的乳糖不耐症状减轻。

炼乳：是一种浓缩乳，种类较多，按其成分可分为甜炼乳、淡炼乳、全脂炼乳、脱脂炼乳，若添加维生素 D 等营养物质可制成各种强化炼乳。目前市场上炼乳的主要品种是甜炼乳和淡炼乳。

复合乳：将脱脂乳粉和无水奶油分别溶解，按一定比例混合，再加入50%的鲜乳即成复合乳，其营养价值与鲜奶基本相似。

奶油：由牛乳中分离的脂肪制成的产品，一般含脂肪 80%～83%，而含水量低于 16%，主要用于佐餐和面包、糕点制作。

奶酪：是在原料奶中加入适量的乳酸菌发酵制作而成的浓缩牛奶，其营养价值较高。

（胡敏予）

06 豆及豆制品

一般来说，豆类可分为大豆(黄豆、黑豆和青豆)和杂豆类(豌豆、蚕豆、绿豆、红豆、豇豆、小豆和芸豆等)。杂豆的蛋白质含量为20%左右，脂肪含量为1%~2%，碳水化合物含量为50%~60%；由于杂豆类淀粉含量高，可以制成粉条、粉皮、凉皮等。

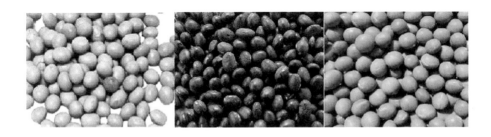

大豆含有35%~40%的蛋白质，赖氨酸含量较多，氨基酸模式较好，具有较高的营养价值，属于优质蛋白质；大豆与谷类食物混合食用，可较好地发挥蛋白质的互补作用。

大豆的脂肪含量为15%~20%，其中不饱和脂肪酸占85%，且以亚油酸最多，高达50%以上。大豆富含钙、铁、锌、铜、磷等矿物质，还含有丰富的维生素 B_1、维生素 B_2 和维生素 E。

大豆中含碳水化合物25%~30%，其中只有一半是可供利用的淀粉、阿拉伯糖、半乳聚糖和蔗糖，而另一半是人体不能消化吸收的棉籽糖和水苏糖，存在于大豆细胞壁中，在肠道细菌作用下发酵产生二氧化碳和氨，可引起腹胀，也称为胀气因子。

除了胀气因子，大豆中还含有一些抗营养因素，如豆腥味、植物血凝素等，可影响人体对某些营养素的消化吸收。经过合理的加工后，可去除大部分抗营养因素，提高大豆的营养价值，有效地提高大豆蛋白质在人体内的消化率和利用率，成为人类良好的蛋白质来源。

大豆加工后的食品通常称为豆制品，豆制品可分为非发酵豆制品和发酵豆制品。非发酵豆制品包括豆浆、豆腐、豆腐干、干燥豆制品（如腐竹等）。

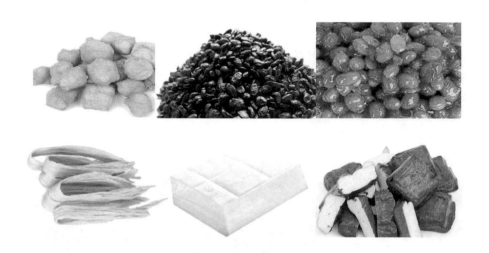

发酵豆制品包括腐乳、豆瓣酱、豆豉、酱油及臭豆腐等。其中，发酵豆制品不仅提高了蛋白质的消化率，还增加了豆制品的鲜美口味，并且使维生素 B_2、维生素 B_6 及维生素 B_{12} 的含量增高。因此，豆制品也是补充各类营养素的良好食物来源。

（秦虹）

07　饮料

饮料，作为人们补充水分的一种重要方式，其种类繁多，令人眼花缭乱。如何合理选择饮料显得非常重要。

饮料是经过定量包装的，供直接饮用或按一定比例用水冲调或冲泡饮用的，乙醇含量（质量分数）不超过 0.5% 的制品，具有饮料浓浆和固体形态两种形式，一般可分为无酒精饮料和含酒精饮料。

无酒精饮料又称软饮料，是指酒精含量小于 0.5% vol，以补充人体水分为主要目的的流质食品，主要分为碳酸饮料类、果蔬汁饮料类、蛋白饮料类、包装饮用水类、茶饮料类、咖啡饮料类、固体饮料类、特殊用途饮料类、植物饮料类、风味饮料类、其他饮料类等 11 类。含酒精饮料指乙醇（酒精）含量为 0.5%～65% vol 的饮料，包括各种发酵酒、蒸馏酒及配制酒。

无酒精饮料中，碳酸饮料因具有良好的口感和消暑效果深受青少年喜爱，但长期过量饮用碳酸饮料不利于身体健康。特别是儿童长期饮用碳酸饮料可影响骨钙代谢，改变人体的钙磷比，增加骨折的概率；碳酸饮料中的大量"游离糖"被吸收后，可引起青少年偏食挑食、摄入过多的能量、影响糖代谢，增加

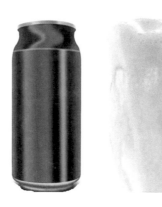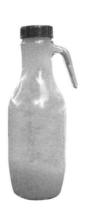

肥胖、高血压、脂肪肝和糖尿病的发病风险；碳酸饮料在体内释放出的二氧化碳易引起腹胀，从而影响食欲，造成胃肠功能紊乱。近年还有研究表明，部分碳酸饮料可能会导致人体细胞受损，严重威胁人体健康。应通过逐渐减少碳酸饮料饮用量，或用其他饮品如白开水或茶水替代，降低对含糖饮料中高甜度的依赖。

含酒精饮料品种很多，过量饮用含酒精饮料肯定会损害健康，因此，若饮酒，应限量。一般建议成年男性一天饮用的酒精量不超过 25 g，成年女性一天不超过 15 g，儿童、少年、孕妇、哺乳期女性等特殊人群不应饮酒，特定职业或特殊状况人群应控制饮酒。

包装饮用水是近年消费量比较大的饮料，天气炎热或高强度运动、劳动，都可致体内水的丢失加快，应及时补充机体水分的不足。运动饮料是根

据运动时的生理消耗特点配制而成的，可以有针对性地补充运动时丢失的营养物质，起到保持、提高运动能力及缓解疲劳的作用，因此，在运动强度较大时，饮用运动饮料可有效补充人体所需要的水和电解质。

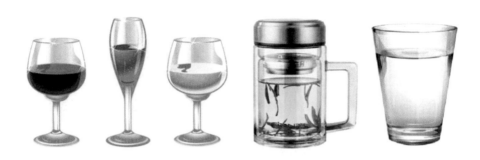

总之，选择饮料，需根据自身的健康状况和实际需求进行科学的选择。口味的偏爱和消费习惯可以适当满足，但不能以牺牲健康作为代价。同时，在选择饮料时，不要盲目听信广告宣传，要仔细阅读饮料的营养标签，并结合医学知识，选择适合自己的饮料产品。无论何种饮料，都应适量饮用，否则将物极必反。

（杨丽娜）

08 蔬菜

蔬菜是人们日常饮食中必不可少的食物之一，可提供人体所必需的多种维生素、矿物质等营养物质，并且可提供丰富的膳食纤维。蔬菜因品种不同而营养的特点不同：根茎类的蔬菜如土豆、藕等含有较多淀粉；西红柿、南瓜和甜薯叶菜含糖较多；十字花科蔬菜如芥菜、西兰花等富含营养素和异硫氰酸盐；茄科蔬菜如番茄中含有大量的番茄红素，茄子中含有多种生物碱；辣椒、甜椒含丰富维生素、类胡萝卜素、辣椒多酚等；豆科蔬菜如豌豆、豇豆、豆角等含有丰富的氨基酸、各种矿物质和维生素；菌藻类蔬菜如香菇、

平菇等维生素 B_2、铁、硒、钾等都很高；葱蒜类蔬菜，有丰富的二丙烯化合物、甲基硫化物等多种功能植物化学物质；紫菜、海带富含碘。所以我们应该尽可能广泛地选择不同种类的蔬菜，均衡营养。

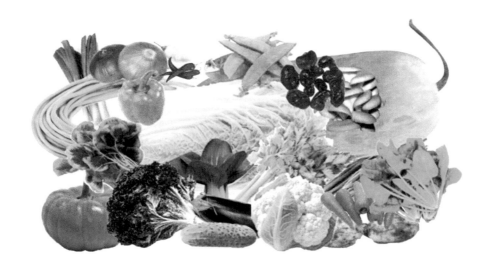

根据颜色深浅，蔬菜可分为深色蔬菜和浅色蔬菜。深色蔬菜包括：深绿色蔬菜如菠菜、油菜；橘红色蔬菜如胡萝卜、南瓜；紫红色的蔬菜如红苋菜、紫甘蓝等。2016 版《中国居民膳食指南》推荐成人每天摄入蔬菜 300～500 g，并建议每天摄入的蔬菜中深色蔬菜占 1/2。颜色可作为蔬菜营养素和植物化学物丰富的表现之一。另外，蔬菜中维生素的含量与蔬菜的品种、新鲜程度、颜色、部位等有关，一般叶中的含量高于根茎，嫩叶中的含量高于枯老叶。

新鲜的应季蔬菜，颜色鲜亮、水分含量高、营养丰富；而放置过久的蔬菜，不但水分丢失，营养素和糖分也有较大变化，口感欠佳。因为蔬菜在田间就带着各种病原菌，在采收、包装、运输和贮藏过程中的机械损伤和高温高湿的环境为病原菌的污染和繁殖创造了有利条件，从而引起蔬菜腐烂。所以我们最好在早晨去购买刚上市的新鲜蔬菜。建议购买蔬菜最好到正规市场，选购时不仅要看标牌，还要仔细了解产地、采摘时间、农药使用情况等。

（秦虹）

09 水果

　　水果是我们日常膳食的重要组成部分，新鲜水果的营养价值和新鲜蔬菜相似，是人体矿物质、维生素和膳食纤维的重要来源之一。水果按照产地特点可分为：热带水果，如芒果、菠萝、香蕉、番木瓜、椰子、海枣、榴莲、番石榴等；亚热带水果，如荔枝、龙眼、杨桃、柠檬、黄皮、枇杷、杨梅、橄榄等；温带水果，如桃子、李子、沙梨、柿子、葡萄等。消费者可以选择应季的本地水果进行食用，既经济又美味。当然，在经济条件允许的情况下，也可选购其他地区的新鲜水果，增加食物多样性。

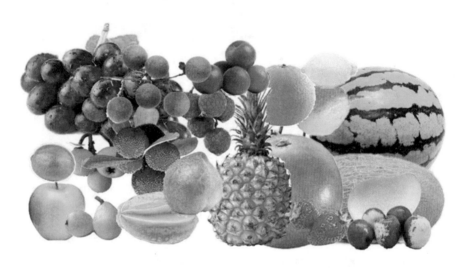

　　不同的水果，其营养特点也不同。红色和黄色的水果中 β-胡萝卜素含量较高，枣类、柑橘类和浆果类中维生素 C 含量较高，鳄梨、香蕉、龙眼等钾含量较高。并且，成熟水果所含的营养成分一般比未成熟的水果高。水果中的有机酸如果酸、枸橼酸、苹果酸、酒石酸等含量比蔬菜丰富，能刺激人体消化腺分泌，增进食欲。

每天应摄入 200 ~ 350 g 新鲜水果。任何一种水果都不要在一定的时间内过度食用。水果含糖量为 5% ~ 13%，多以双糖或单糖形式存在，过多食用会导致能量摄入过量。若在短时间内摄入过多的同一种水果，则可能引起此种水果中含量高的物质在人体内的急剧增加，带来不适。另外还有一点值得注意，虽然蔬菜水果属于同一大类的食物，但是水果不能代替蔬菜，并且果汁不能代替鲜果。

（秦虹）

10 零食

零食是指非正餐时间食用的各种少量食物和饮料(不包括水)。作为一日三餐之外的食物，可以补充摄入机体所需的能量和营养素。零食的种类繁多，且具有不同的营养特点，科学选择有益于健康的零食，需要正确认识零食的营养特点，可参考以下选择原则。

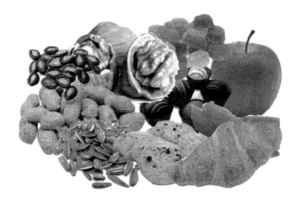

第一，根据不同情况选择零食。根据个人的身体情况及正餐的摄入状况选择适合零食，如果三餐能量摄入不足，可选择富含能量的零食加以补充；对于需要控制能量摄入的人，高盐、高糖、高脂肪零食属于限制选择的零食，应尽量少吃；不喝或少喝含糖饮料，不喝含酒精、含咖啡因饮料；如果三餐蔬菜、水果摄入不足，应选择蔬菜、水果作为零食。

第二，合理选择零食。水果、奶类和坚果是平衡膳食的重要组成部分。

全国营养调查结果显示，我国居民水果、奶类和坚果的摄入量都显著低于推荐量，因此，建议吃零食优先选择水果、奶类和坚果，作为正餐营养需求的必要补充。

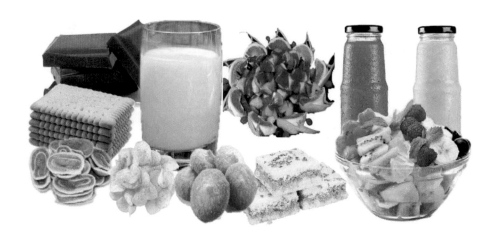

第三，少吃高盐、高糖、高脂肪及烟熏油炸零食。许多零食含有较多的盐和(或)脂肪，由于口感、滋味俱佳，深得大众的喜爱。如不加控制，会不知不觉摄入过量的盐和(或)脂肪。糖果和糕点含有较多的糖，其他营养成分较少，经常食用会因能量摄入过多增加肥胖的危险。烟熏油炸食物含有对人体有害的物质，如可致癌的3，4-苯并芘等，应尽量不吃或少吃。

购买零食时，应参考食品包装上营养成分信息，尽量选择低盐、低脂和低糖零食。

第四，选择合适的时间。在两餐之间可以适当吃些零食，以不影响正餐为宜。晚餐后2~3小时也可以吃些零食，但在睡前半小时不宜再进食。

第五，适度的零食摄入。一天吃零食的次数和零食的量不宜太多，以免影响正餐的食欲和进食量；在同类食物中可选择能量较低的，以免摄入能量过多。

第六，零食卫生有保障。购买零食一定要注意食品卫生，查看生产日期，在保质期内食用。购买由正规厂家生产的零食。市面上有很多包装精美、花花绿绿的食品，其中不乏那些无生产厂名厂址，也无生产日期、质量合格证、营养标签的包装食品或者质量不合格的散装食品，这些食品对健康毫无益处，不宜作为零食选用。

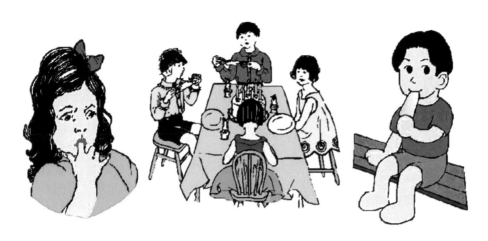

第七，保持口腔清洁，睡前不吃零食。淀粉含量高的零食容易在牙齿上和口腔里遗留残渣，如果不及时清理，在细菌的作用下，它们在发酵后会形成牙菌斑，严重时导致龋齿。睡前吃零食，不仅不利于口腔清洁，而且增加胃肠道消化吸收的负担，不利于睡眠。

（杨丽娜）

三

搭配篇

01 膳食营养平衡

人们每天都会通过膳食从食物中获取能量和各种营养素，如果获取的能量和各种营养素的数量及其相互比例均能满足不同生理阶段、不同活动强度下人体的需要，并使机体处于一种良好的状态，那么这种从食物营养供给到人体营养需要满足的过程，就是一种膳食营养与人体营养需要的平衡过程，即合理营养。

膳食营养以"吃"来表示，人体营养需要以"动"为目标，这里的"动"是指人体所有的生命活动，包括运动，达到"吃"与"动"的平衡，是促进身体体格发育、维护机体健康、提高身体素质和运动能力必不可少的条件，是消除疲劳、加快体力恢复、预防损伤和提供抗损伤的物质保证。"吃""动"是否平衡，成人常用体质指数（body mass index，BMI）来评价，计算公式为体重（kg）/［身高（m）］^{2}，BMI<18.5 为体重过低，18.5～23.9 为正常，24～27.9 为超重，≥28 为肥胖。如何做到膳食营养平衡可参考下图。

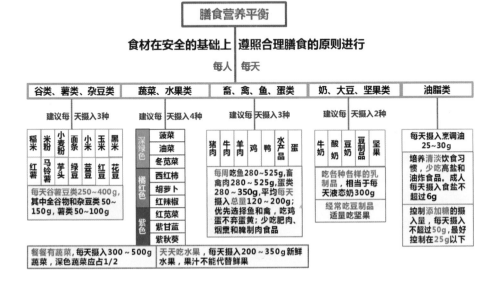

一日三餐的食物多样选择，才有可能实现膳食营养平衡。谷类作为主食，成人每天至少吃 2～3 小碗米饭，或者 2～3 个馒头，再添加一些薯类或豆粥类；"餐餐有蔬菜"，一餐的食物中蔬菜量大约占二分之一，品种要多变换，每天至少在 5 种以上，保证每天摄入 300～500 g 蔬菜，深色蔬菜应占蔬菜总摄入量的二分之一以上；"天天吃水果"，新鲜水果的营养价值和新鲜蔬菜相似，是人体矿物质、维生素和膳食纤维的重要来源之一，保证每天摄入 200～350 g 新鲜水果，果汁不能代替鲜果；"吃各种各样的乳制品"，相当于每天摄入液态奶 300 g；"吃适量的鱼、禽、蛋、瘦肉"，每周吃鱼肉 280～525 g，畜禽肉 280～525 g，蛋类 280～350 g；"少盐、少油、控糖、限酒"，成人每天摄入食盐不超过 6 g，每天摄入烹调油 25～30 g。

（胡敏予）

02　主食与副食

　　主食是指以大米和面粉为主的谷类食物。我国南方主要以稻米为原料，如米饭、米粥、米线（米粉），北方主要以小麦为原料，如面条、馒头、花卷、烙饼、面包、饼干等；土豆、甘薯等块茎类食物也被不同地域的人们当作主食。

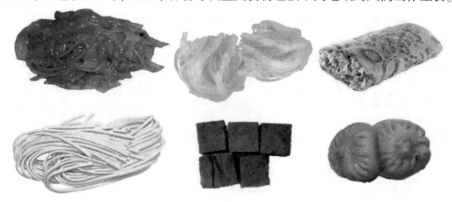

副食是指除了主食以外，用以下饭的鸡、鸭、鱼、肉、水果、蔬菜及其制品。

　　将人们一日三餐摄入的主食、副食呈现为餐桌上营养平衡的膳食，必须由多种食物合理搭配，取长补短，才能满足人体的营养需要。

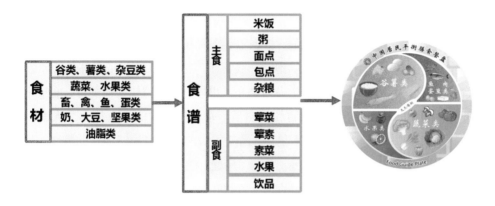

　　谷类、薯类、杂豆类：谷类包括稻米、小麦、玉米、小米和高粱；薯类包括马铃薯、甘薯、木薯等；杂豆类包括红小豆、绿豆、芸豆和花豆。其主要提供碳水化合物、蛋白质、膳食纤维、B 族维生素等，是人体能量最经济最主要的来源。建议食物品种数平均每天 3 种以上，每周 5 种以上。

　　蔬菜、水果类：蔬菜包括鲜豆、根茎、叶菜、茄果、菌类、藻类等，水果可分为仁果类、核果类、浆果类、柑橘类、瓜果类等。主要提供膳食纤维、矿物质、维生素 C、胡萝卜素、维生素 K 和有益健康的植物化学物质。建议食物品种数平均每天 4 种以上，每周 10 种以上。

　　畜、禽、鱼、蛋类：主要提供优质蛋白质、脂肪、矿物质、维生素 A、维生素 D 和 B 族维生素。建议食物品种数平均每天 3 种以上，每周 5 种以上。

　　奶、大豆、坚果类：主要提供蛋白质、脂肪、膳食纤维、矿物质、B 族维生素和维生素 E。建议食物品种数平均每天 2 种，每周 5 种以上。

　　当用种类来量化时，建议平均每天不重复的食物种类数达到 12 种以上，每周达到 25 种以上，烹调油和调味品不计算在内。一日三餐食物品种数，早餐至少摄入 4~5 种，午餐 5~6 种，晚餐 4~5 种，零食 1~2 种。

（刘鹏飞）

03　一日三餐的能量分配

　　人类在食物来源有了保证后，根据生理需要和生活习惯逐渐形成一日三餐的模式。一日三餐不只是为了填饱肚子或解馋，主要是为了保证身体的正常发育和维持健康。人体维持各种生命活动和从事体力活动都要消耗能量，能量来源于食物中的碳水化合物、脂肪和蛋白质。每日摄入的能量应符合个人的需要，如果人体每日能量摄入量不足，将消耗本身的组织以维持能量的需要，长期处于饥饿状态则将导致生长发育迟缓、消瘦、疲乏等，甚至导致疾病和死亡；而能量摄入过剩会转化成体脂储存，导致肥胖，对健康也会产生不良影响。

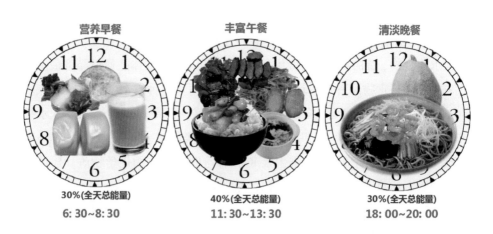

营养早餐
30%（全天总能量）
6：30～8：30

丰富午餐
40%（全天总能量）
11：30～13：30

清淡晚餐
30%（全天总能量）
18：00～20：00

　　所以，要根据个体的生理需要，特别是消化系统的活动规律，并考虑日常的活动、学习，合理安排一日三餐。一般情况下，一天需要的能量，早餐占全天总能量的30%，午餐占40%，晚餐占30%。零食虽然作为一日三餐之外的营养补充，但来自零食的能量也应计入全天能量摄入量。同时还要注意，两餐间隔的时间要适宜，间隔时间如果太长，会引起高度饥饿感，影响个体的学习或工作效率；间隔时间如果太短，上顿食物在胃里还没有排空，就接着吃下顿食物，会使消化器官得不到适当的休息，消化功能会逐步降低，影响食欲和消化。一般混合食物在胃里停留的时间是 4~5 小时，两餐的间隔以 4~5 小时为宜。建议早餐安排在6：30~8：30，午餐安排在11：30~13：30，晚餐安排在18：00~20：00。

　　儿童处于生长发育阶段，对能量和营养素的需要量相对比成年人多，但消化系统发育尚未完善，胃容量也有限，一日三餐不能满足其营养需要。幼儿园的膳食以三餐两点制为宜：一般早餐能量约占全日总能量的 20%，早点约占 10%；午餐约占 30%，午点约占 10%；晚餐约占 30%。

（胡敏予）

04　早餐要保证

　　早餐是一天中的第一餐，距离前一晚的晚餐时间长，一般在 12 小时以上，体内储存的糖原已消耗殆尽，需要及时的补充，以免出现血糖过低。早餐的进餐时间一般在起床后的半个小时，早餐提供能量应占全天总能量的25%~30%。早餐的食物供应要尽可能满足上午机体所需要的营养素与能量，但是，由于早晨刚醒来，机体的消化功能尚未完全恢复正常，因此在食物品种上要注意选择营养丰富且易于消化吸收的食物。

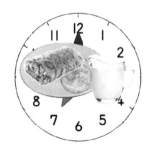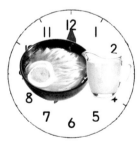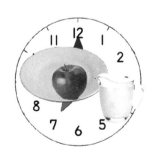

　　早餐如此重要，却也最容易被忽视。在现实生活中，不吃早餐或早餐质量低的情况比较普遍，理由多数是没时间、不知道吃什么或不会做。可以按照食物种类的多少来估计早餐的营养是否充足。如果早餐中包括了谷类、鱼或肉或蛋类、奶类、蔬菜和水果四类食物，可认为营养充足；如只包括了其中三类，可认为营养比较充足；如只包括了其中两类或两类以下，则营养不充足。

早餐摄入谷类食物 50～100 g，可以快速补充碳水化合物，以免出现低血糖。鱼或肉或蛋类及奶类，主要提供优质蛋白质。蔬菜和水果类，提供水分、维生素、矿物质和膳食纤维。蔬菜、水果是容易被忽视的早餐内容，很多人都没有早餐吃蔬菜、水果的习惯，或者是嫌麻烦。其实早餐多吃蔬菜、水果对身体健康十分有益。

（林茜）

05　中餐要吃好

午餐在一日三餐中起着承上启下的作用，机体既需要补充上午消耗的能量和营养素，又要为下午的工作和学习提供能量和营养素。午餐不仅要吃饱，更要吃得好，才能确保机体所需的足够能量。午餐要吃好，是指食品种类要齐全，能够提供各种营养素。

午餐提供的能量约占全天总能量的 40%，在三餐中占比最大。建议午餐主食的量为 100～150 g，推荐经常选用粗粮或粗粮占一定的比例。副食的量一般为

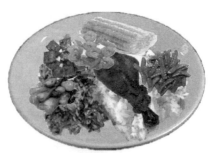

240～360 g，需要有豆类、蔬菜、鱼肉类，最好还能有蕈类，也就是通常说的蘑菇，以保证午餐中蛋白质、维生素、矿物质和膳食纤维的摄入。

（林茜）

06 晚餐要适量

在一日三餐中，人们晚餐的时间往往会更加充裕，对于不少上班族和早出晚归的人来说，晚餐可能是一家人聚在一起吃饭的唯一机会，因此很多家庭都重视晚餐，食物也准备得十分丰盛，这非常容易使得个体摄入的食物过多，引起肠胃的负担增加。同时，晚上也是聚餐和聚会的绝佳时段，不仅会导致个体过量摄入食物，还会延长进餐时间，缩短入睡和晚餐之间的时间，这些都是对健康不利的。那么，怎样的晚餐才有利于个体的健康呢？

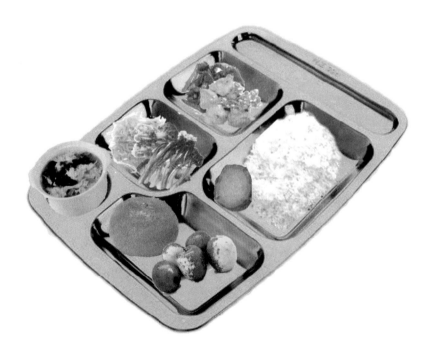

第一，晚餐要早吃。一般来讲，晚餐和正常睡眠时间需要间隔两小时以上。有研究显示，超过晚上9点吃晚餐，会增加罹患乳腺癌、前列腺癌、胃癌和胰腺癌的风险，诱发糖尿病、冠心病、结石等多种慢性疾病。晚饭后如果立即睡觉，同样容易引起消化功能紊乱和睡眠障碍。因此，为了确保健康，应尽可能协调好晚餐和入睡时间的相对平衡。对于那些夜间工作、学习的人，适当吃些夜宵，如晚餐后2小时喝一杯牛奶、吃几片饼干或者吃一个苹果等，可以起到缓解饥饿、提高工作或学习效率的作用，但睡前半小时不宜再进食。

第二，晚餐要吃得清淡。多选择一些蔬菜类食物，尽量减少动物性食物和甜食类食物的过多摄入。由于晚餐后身体活动得少，食物摄入过多及油腻的话，除了会加重消化道的负担，多余的能量在胰岛素的作用下被合成脂肪储存在体内。晚餐主食50～150 g，建议经常选用糙米、全麦食物；副食包括动物性食物50～100 g，20 g的大豆或相当量的制品，100～200 g的蔬菜，100 g的水果。应不断改变花样，安排丰富多彩的膳食。

第三，晚餐要适量。晚餐我们只需吃到七分饱，一般要求晚餐所供给的热量不超过全日膳食总能量的30%。晚餐经常摄入过多能量，可引起血胆固醇增高，诱发动脉硬化和心脑血管疾病。中医认为，"胃不和，卧不宁"。如果晚餐吃得过饱，鼓胀的胃肠对周围器官造成压迫，使大脑相应部位的细胞活跃起来，一旦兴奋的"波浪"扩散到大脑皮层的其他部位，就会使人失眠、多梦、疲劳，久而久之易引起神经衰弱等疾病。

第四，晚餐不可不吃。在减肥圈中流行一种"过午不食"的饮食方法，这种减肥方法消耗的是自身的健康，而不是脂肪，胃内的食物排空之后，胃酸会因为没有食物的中和而腐蚀胃黏膜，极易引发溃疡等胃肠道疾病。

晚餐，在古语中为"飧"，字义为黄昏时进食。紧张的现代生活改变了我们原来的饮食节奏，晚餐时间延迟至夜间，晚餐吃得过多成为重要饮食问题，"早餐草率了事、午餐简单对付、晚餐特别丰盛"成为大多数人的饮食习惯。晚餐作为一日三餐中的最后一个环节，也必定是需要认真对待的，但这不仅仅意味着我们要吃，重要的是要吃得健康。

（林茜）

07 加餐不加"量"

一日三餐已成为现代人们广泛就餐模式。但不少情况下，如个人的工作、学习、生活状态以及机体特殊情况等需要，"一日多餐"也为人们所接受。这里讲的"多餐"是"加餐"，也就是说，将"一日三餐"变成"一日四餐"，还有可能是"一日五餐"或"一日六餐"。而加餐不加"量，这个"量"，指的是"能量"。

人体主要是通过调节能量摄入和能量消耗来维持能量平衡。当能量摄入量不足时，将消耗本身的组织以维持能量的需要，长期处于饥饿状态则会消瘦，甚至发生疾病，导致死亡；但能量摄入过剩会转化成脂肪储存，导致肥胖，对健康也会产生不良影响。健康成人每日膳食能量需要量，见表 3-1。

表 3-1　健康成人每日膳食能量需要量

健康成人	能量/（kcal/d）					
	身体活动水平（轻）		身体活动水平（中）		身体活动水平（重）	
	男	女	男	女	男	女
18 岁 ~	2250	1800	2600	2100	3000	2400
50 岁 ~	2100	1750	2450	2050	2800	2350
65 岁 ~	2050	1700	2350	1950	—	—
80 岁 ~	1900	1500	2200	1750	—	—

注："—"表示未制定。摘自《中国居民膳食营养素参考摄入量（2013 版）》。

以每日 2000 kcal 膳食能量为例，建议一日三餐膳食能量分配为 600 kcal、800 kcal、600 kcal；一日四餐能量分配为 500 kcal、700 kcal、500 kcal、300 kcal。也可根据个人的具体状况进行适当的调整。需要注意的是，睡前半小时不宜进餐。

（陈继华）

08 零食要恰当

除正餐外，其他食物都属于零食，包括饮料、水果、干果、饼干、蛋糕、蔬菜、各类熟食等。零食提供能量占每日总能量的10%左右。零食消费涉及各年龄阶段的人群，成年人在保证正餐的同时，少吃高盐、高糖、高脂肪及烟熏油炸的零食，力求科学合理。老年人可以适量摄取质地细软、适合老年人咀嚼、吞咽方便的零食。儿童、青少年正处于生长发育的关键时期，也是养成良好饮食习惯的重要阶段，过多或不合理零食消费行为可能增加肥胖及相关慢性病发生的风险。为引导儿童、青少年树立正确的饮食观和健康观，减少或纠正不良的零食消费行为，中国疾病预防控制中心营养与健康所、中国营养学会根据不同年龄阶段共同编制了《中国儿童青少年零食指南2018》。推荐如下：

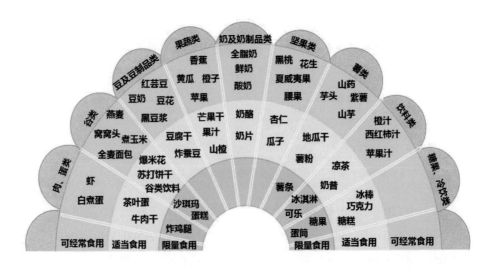

2 ~ 5岁学龄前儿童：①吃好正餐，适量加餐，少量零食；②零食优选水果、奶类和坚果；③少吃高盐、高糖、高脂肪零食；④不喝或少喝含糖饮料；

⑤零食应新鲜、多样、易消化、营养、卫生；⑥安静进食零食，谨防呛堵；⑦保持口腔清洁，睡前不吃零食。

6～12岁学龄儿童：①正餐为主，早餐合理，零食少量；②课间适量加餐，优选水果、奶类和坚果；③少吃高盐、高糖、高脂肪零食；④不喝或少喝含糖饮料，不喝含酒精、含咖啡因饮料；⑤零食新鲜、营养卫生；⑥保持口腔清洁，睡前不吃零食。

13～17岁青少年：①吃好三餐，避免零食替代；②学习营养知识，合理选择零食，优选水果、奶类、水果和坚果；③少吃高盐、高糖、高脂肪及烟熏油炸零食；④不喝或少喝含糖饮料，不饮酒；⑤零食新鲜、营养卫生；⑥保持口腔清洁，睡前不吃零食。

（陈继华）

09 缺乏与过剩

膳食营养平衡是维持人体健康的重要物质基础。营养缺乏与营养过剩都会对人体健康造成危害。近年来的膳食营养状况研究显示：我国居民同时存在着一些微量营养素（如铁、钙、维生素A）缺乏和一些宏量营养素过剩导致慢性病患病率居高不下的双重问题。

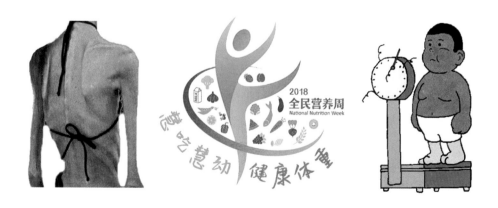

营养缺乏也称营养缺乏病，是指长期严重缺乏一种或多种营养素而造成机体出现各种相应的临床表现或症状。常见的营养缺乏病如缺铁性贫血、蛋白质—能量营养不良、维生素A缺乏、碘缺乏病，被称为世界四大营养缺乏病。营养缺乏病分为原发性和继发性两种，原发性营养缺乏病因单纯营养素摄入不足而引起，而继发性营养缺乏病因其他疾病过程中营养素不足而引起。

营养缺乏病的病因是多方面的，包括：食物供给不足；天然食物中某些营养素缺乏，如甘薯、木薯缺乏优质蛋白质、脂溶性维生素，牛奶由于铁的含量少、铁的吸收率低而是贫铁食物；饮食方法不科学，如食品搭配不合理，烹调方法不合理，过度食用精制的食品；由于食物因素，胃肠道疾病以及药物的影响导致营养素吸收利用障碍；营养素需要量增加；等等。

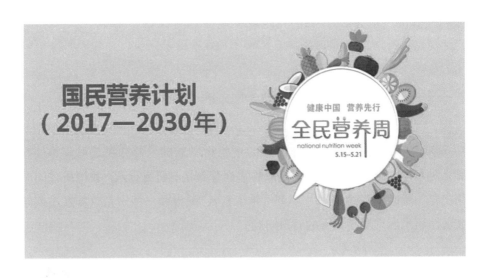

营养素摄入过多，可以引起营养过剩，从而产生营养过剩性疾病，如高能量、高脂肪、高蛋白特别是动物性脂肪摄入过多，可以引起一些营养相关疾病，如肥胖病、冠心病、高脂血症、糖尿病、高血压病等，这些疾病又称为非传染性慢性疾病或称为富贵病。维生素A、维生素D摄入过多可引起维生素A、维生素D中毒。一些营养素摄入过多还与一些肿瘤的发病有关，如蛋白质摄入过多与结肠癌、胰腺癌的发病有关，脂肪摄入过多与乳腺癌、结肠癌发病有关。

营养过剩的原因包括营养素摄入过多、消化吸收功能好、个人饮食习惯、机体需要量减少、使用营养素补充剂等。随着人们生活水平的不断提高，营养过剩疾病发病率在逐年增加，值得我们注意。

营养缺乏与营养过剩的预防，首先是要宣传普及营养知识，合理选择搭配食物，其次是搞好食品生产供应，优化食物结构，把《中国居民膳食指南（2016）》落实到个人的生活实践中，并持之以恒。

（朱明元）

10 食养与食疗

"食养"是中医饮食养生的简称，也称"食补"，是泛指利用饮食来达到营养机体、保持健康或增进健康的活动。《黄帝内经·素问·五常政大论》所说的"谷肉果菜，食养尽之"，这是"食养"概念较早的记载。食养的内容按历代中医中药有关文献统计，常用的近百种食物的补益养生作用，计有聪耳、明目、乌发、生发、增力、益智、安神、健肤、美容、轻身、固齿、肥人、强筋、

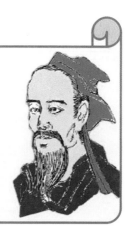

大毒治病，十去其六；常毒治病，十去其七；小毒治病，十去其八；无毒治病，十去其九。谷肉果菜，食养尽之。无使过之，伤其正也。不尽，行复如法。

——《黄帝内经·素问·五常政大论》

壮阳、种子（助孕）、益寿等 20 余种。

"食疗"即中医饮食治疗，也称"食治"，是泛指利用饮食来治疗或辅助治疗疾病的活动。主要是根据疾病的病理生理特点，通过膳食营养措施对疾病进行治疗的方法，是对疾病进行综合治疗的一个重要组成部分。中医饮食疗法的理论和实际应用方法十分丰富，是为中医天然疗法的一个重要方面。早在一千四百多年前，《千金要方》一书就辟有"食治篇"，之后有《食疗本草》等饮食疗法专著相继问世。

食养与食疗属中医学范畴，它是以阴阳五行学说为指导，以藏象学说为核心，以经络学说为基础，以治则学说为运用，是根据食物的"四性五味"来预防治疗疾病的。由于古代的人不知道食物里的营养成分，也无法测定人体内营养素含量，只能"吃啥补啥""以形补形"，现在来看虽然不是很科学，不过还是有一定道理的。例如，寒凉体质的人不宜吃凉性的食物，而应以温热的食物调养；热病不能用温热的食物治疗，而是用寒凉的食物治疗。这些现象无法用现代营养学解释，但又确实存在。

现代营养学认为，食物是不能治疗疾病的，所以没有食养、食疗的说法。尽管现代营养学不提食养、食疗，但是由于我们现在知道食物中的营养成分和含量，也可以测定人体内各种营养素含量，所以可以根据个人的营养状况和疾病状况，通过合理营养、平衡膳食、增减能量和各种营养素摄入量来预防疾病，增进健康，提高机体免疫力，延年益寿。中医的食养与食疗主要是根据食物的性味、形状以及个人的体质和疾病的性质来选择和搭配食物的，而现代营养学则是根据食物的成分、营养素含量及人体的营养缺乏或营养过剩来选择和搭配食物的，因此更具有科学性、针对性和实用性。

（朱明元）

四

孕育篇

01 备孕妇女的饮食指导

    孕育新生命首先要考虑备孕女性的营养状况对生育质量产生的影响。孕前营养不足可能会：影响卵泡的发育和成熟，不利于受孕；影响胎儿发育，导致流产、早产及宝宝出生体重低、体质差等问题；无法耐受分娩所带来的体力消耗，导致难产；影响产后泌乳；等等。孕前营养过剩易患妊娠期糖尿病、妊娠期高血压，不仅增加日后患糖尿病的风险，增加孕期感染的发生，也容易造成巨大儿、胎儿宫内缺氧和新生儿低血糖，甚至导致胎儿心脏和神经系统发育畸形。除此以外，夫妻双方的其他原因也可对生育质量产生影响，如酒精对精子、卵子的毒害作用，导致不育、流产或影响胎儿的生长发育，甚至影响胎儿出生后的智力发育。因此，计划怀孕的夫妻均应做好充分的孕前准备。

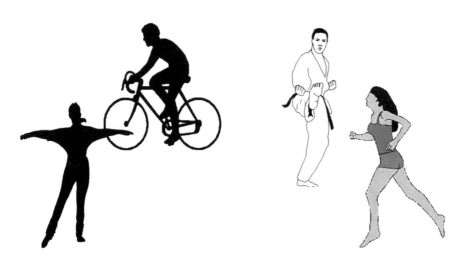

    保持健康生活方式：①夫妻双方均应遵守膳食营养平衡的原则，养成良好的饮食习惯；②避免烟草、酒精对胚胎的危害，孕前6个月夫妻双方戒烟、禁酒，并远离吸烟环境；③为避免带病怀孕，夫妻双方均应进行健康体检；

④保持良好的卫生习惯,避免感染和炎症;⑤规律作息,避免熬夜和过度劳累,保证睡眠充足,做好情绪管理,保持愉悦的心情;⑥保证每天至少30分钟中等强度的运动,如健美操、跑步、散步、打球、游泳、跳舞等,有利于增强体质,提高受孕成功率。

实现孕前适宜体重: 适宜体重(BMI 在 18.5～23.9 kg/m² 范围内)有助于备孕妇女在最佳的生理状态下孕育新生命。①体重过低者孕前饮食调理应讲究循序渐进,不可操之过急,日常饮食应注重营养全面,不挑食、不偏食,可通过适当增加食物量和规律运动来增加体重。②肥胖者应通过增加运动,改变不良饮食习惯,减慢进食速度,避免过量进食,减少高能量、高脂肪、高糖食物的摄入,多选择低升糖指数、富含膳食纤维、营养素密度高的食物。

孕前特殊营养准备: 叶酸缺乏可影响胚胎细胞增殖、分化,增加神经管畸形及流产风险。备孕妇女应从准备怀孕的前 3 个月开始每天补充 400 μg 叶酸,并持续整个孕期。

(罗开菊)

02 孕早期妇女的饮食指导

"生命早期1000天",是指从怀孕到宝宝 2 岁,世界卫生组织定义为一个人生长发育的"机遇窗口期"。妊娠期是生命早期1000天的起始阶段,这一阶段,不仅关系到婴儿时期的体格和脑发育,亦关系到孩子成人后的健康。如果在此阶段能够避免不良因素影响,开展生命早期的营养健康行动,对提高孕产妇、婴幼儿健康水平是非常必要和十分重要的。为了方便指导妊娠妇女的饮食,可以将孕期以30天为一个月来划分,0～3月为孕早期,4～6月为孕中期,7～10月为孕晚期。

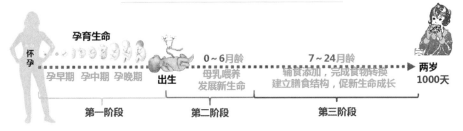

生命早期 1000 天"机遇窗口期"

孕早期孕妇体重变化不大，可每月测量体重一次；胎儿生长十分缓慢，所需营养与孕前无太大差别，但此阶段是胎儿神经管发育的关键时期，在膳食每天供给叶酸 200 µgDFE 的基础上，坚持每天补充 400 µgDFE 叶酸，并持续整个妊娠期。每 100 g 食物中叶酸的含量见下图。

每 100 g 食物中叶酸的含量

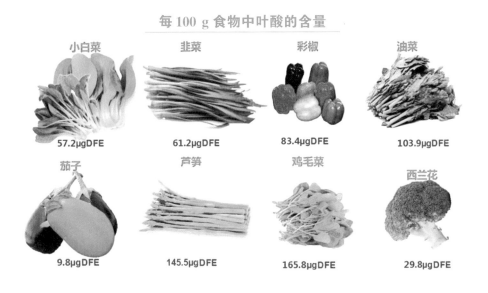

碘的生理功能主要显示在甲状腺素的生理作用；妊娠期妇女碘缺乏可能导致胎儿甲状腺功能低下，引起生长发育迟缓，导致出生后发生以认知能力降低为特征的呆小症。通过增加妊娠期膳食碘的摄入量，由孕前膳食推荐每天摄入量 120 µg 增加至整个妊娠期的每天 230 µg（每天可耐受最高摄入量为 600 µg）即可起到预防作用。

含碘量最高的食物为海产品；其次为海贝类及鲜海鱼；动物性食物的碘含量大于植物性食物，植物的含碘量最低，特别是水果和蔬菜。以每天摄入6 g食盐计算，每天从碘盐中可摄入碘约120 μg，基本满足孕前妇女碘的推荐摄入量。要满足妊娠期每天增加110 μg碘的摄入量，建议每周摄入1～2次富含碘的海产品。每100 g海产品中碘的含量见下图。

每100 g 海产品中碘的含量

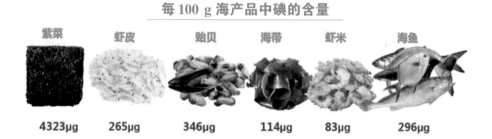

紫菜	虾皮	贻贝	海带	虾米	海鱼
4323μg	265μg	346μg	114μg	83μg	296μg

大多数孕妇在这一阶段会出现早孕反应，如嗜睡、乏力、头晕、食欲不振、喜食酸物或厌恶油腻、恶心、晨起呕吐等症状。若早孕反应严重，不强求早中晚的进食模式，可选择清淡或适口的膳食，少食多餐。少数孕妇可发展为"妊娠剧吐"，看到食物就想吐。如果因呕吐而不能进食，除了影响营养物质的供给造成母体营养失衡外，还可影响胚胎生长发育，甚至因孕妇酮症酸中毒损害胎儿神经系统。每100 g食物中碳水化合物的含量见下图。

每100 g 食物中碳水化合物的含量

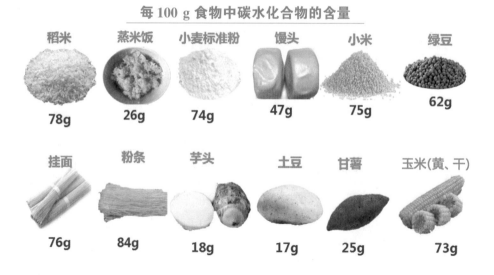

稻米	蒸米饭	小麦标准粉	馒头	小米	绿豆
78g	26g	74g	47g	75g	62g

挂面	粉条	芋头	土豆	甘薯	玉米(黄、干)
76g	84g	18g	17g	25g	73g

为保证孕妇脑组织对葡萄糖的需要，预防酮症酸中毒对胎儿的危害，每天应至少摄入 130 g 碳水化合物。首选易消化的主食，如大米、面条、红薯、玉米、土豆等。剧吐不能进食及出现脱水现象的孕妇应及时就诊。

（胡敏予）

03 孕中期妇女的饮食指导

孕中期，胎儿肌肉、骨骼迅速发育，牙齿和骨骼开始钙化，肝脏开始造血，除了体重增长外，组织器官也在不断地分化、发育和完善，出现胎动，可以听到胎心音；母体生殖器官的发育也相应加快，尤其是乳房开始逐渐发育，应适时更换内衣、文胸，避免过于压迫乳头妨碍乳腺发育，并经常对乳头、乳晕进行揉捏、按摩和擦洗，以增强其韧性和对刺激的耐受性，清洗时忌用肥皂、洗涤剂或酒精等，以免破坏乳头、乳晕的天然油脂，造成乳头皲裂，影响日后哺乳，乳头较短或内陷者，还应从孕中期开始每天向外牵拉，以利于产后宝宝的吸吮。每 100 g 食物中优质蛋白质的含量见下图。

每 100 g 食物中优质蛋白质的含量

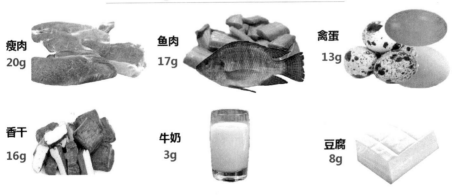

瘦肉 20g　　鱼肉 17g　　禽蛋 13g

香干 16g　　牛奶 3g　　豆腐 8g

孕中期每周测量一次体重，并根据体重增长速度调整能量摄入和身体活动水平。每日膳食能量摄入量根据轻、中、重身体活动水平分别为2100 kcal、2400 kcal、2700 kcal；蛋白质每日摄入量为70 g，且妊娠期膳食中的优质蛋白质(动物蛋白质和大豆蛋白质)至少占蛋白质总量的1/3以上；总碳水化合物每日摄入量为130 g；EPA+DHA每日摄入量为0.25 g。较孕前有变化的其他营养素摄入量参见表4-1。

表4-1 孕期膳食营养素参考摄入量

项目	推荐摄入量(适宜摄入量)				可耐受最高摄入量
	孕前	孕早期	孕中期	孕晚期	
钙/(mg/d)	800	800	1000	1000	2000
镁/(mg/d)	330	370	370	370	—
铁/(mg/d)	20	20	24	29	42
碘/(μg/d)	120	230	230	230	600
锌/(mg/d)	7.5	9.5	9.5	9.5	40
硒/(μg/d)	60	65	65	65	400
铜/(mg/d)	0.8	0.9	0.9	0.9	8
铬/(μg/d)	(30)	(31)	(34)	(36)	—
锰/(mg/d)	(4.5)	(4.9)	(4.9)	(4.9)	11
钼/(μg/d)	100	110	110	110	900
维生素 A/(μgRAE/d)	700	700	770	770	3000
维生素 B$_1$/(mg/d)	1.2	1.2	1.4	1.5	—
维生素 B$_2$/(mg/d)	1.2	1.2	1.4	1.5	—
维生素 B$_6$/(mg/d)	1.4	2.2	2.2	2.2	60
维生素 B$_{12}$/(μg/d)	2.4	2.9	2.9	2.9	
泛酸/(mg/d)	(5.0)	(6.0)	(6.0)	(6.0)	
叶酸/(μgDFE/d)	400	600	600	600	1000
胆碱/(mg/d)	(400)	(420)	(420)	(420)	3000
维生素 C/(mg/d)	100	100	115	115	2000

注："—"表示未制定。摘自《中国居民膳食营养素参考摄入量(2013版)》。

钙为构成人体骨骼、牙齿的主要成分，它参与血液凝结过程，对细胞功能的维持、酶反应的激活及激素的分泌等均起着决定性的作用。妊娠期对钙的需要量显著增加，胎儿从母体摄取大量的钙以供生长发育的需要。孕中、晚期膳食钙每日推荐摄入量为 1000 mg，可耐受最高摄入量为 2000 mg。每 100 g 含钙丰富的食物中钙的含量见下图。

每 100 g 含钙丰富的食物中钙的含量

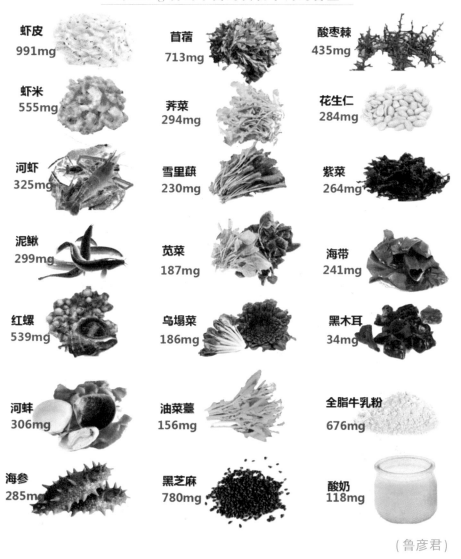

虾皮 991mg	苜蓿 713mg	酸枣棘 435mg
虾米 555mg	荠菜 294mg	花生仁 284mg
河虾 325mg	雪里蕻 230mg	紫菜 264mg
泥鳅 299mg	苋菜 187mg	海带 241mg
红螺 539mg	乌塌菜 186mg	黑木耳 34mg
河蚌 306mg	油菜薹 156mg	全脂牛乳粉 676mg
海参 285mg	黑芝麻 780mg	酸奶 118mg

（鲁彦君）

04　孕晚期妇女的饮食指导

　　孕晚期，胎儿发育逐渐成熟，体重迅速增加，大脑发育最快，需要从母体获得更多的能量及营养素以满足生长的需要，同时，母体自身亦需要储备足够的营养，保证分娩及哺乳所需。建议孕妇尽早了解母乳喂养的益处，加强母乳喂养的意愿，学习母乳喂养的方法与技巧，为母乳喂养宝宝做好各项准备。

　　孕晚期每日膳食能量推荐摄入量根据轻、中、重身体活动水平分别为2250 kcal、2550 kcal、2850 kcal；蛋白质每日摄入量为85 g；其他营养素推荐摄入量变化最大的是铁，每日摄入量为29 mg，可耐受最高摄入量为42 mg。每100 g 含铁较高的食物中铁的含量见下图。

每100 g 含铁较高的食物中铁的含量

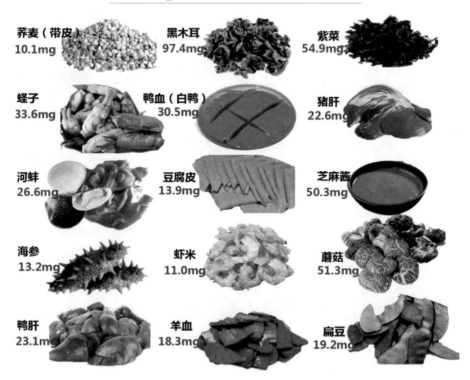

荞麦（带皮）
10.1mg

黑木耳
97.4mg

紫菜
54.9mg

蛏子
33.6mg

鸭血（白鸭）
30.5mg

猪肝
22.6mg

河蚌
26.6mg

豆腐皮
13.9mg

芝麻酱
50.3mg

海参
13.2mg

虾米
11.0mg

蘑菇
51.3mg

鸭肝
23.1mg

羊血
18.3mg

扁豆
19.2mg

铁为构成血红蛋白、肌红蛋白、细胞色素和其他酶的主要成分，参与体内氧的运送和组织呼吸过程，维持机体正常造血等重要生理功能。妊娠期膳食铁摄入量不足，除易导致孕妇的缺铁性贫血外，还会减少胎儿铁的储备，使婴儿较早出现缺铁；铁过量时，会增加患心血管疾病的风险。因此，妊娠期应注意补充一定量的动物肝、血、瘦肉等食物，必要时可在医生的指导下加服铁剂。

（黄健）

05 哺乳期妇女的饮食指导

母体在怀孕期间，乳房的发育为产后的泌乳做好了准备。乳汁分泌受两个反射控制，一是婴儿吸吮乳头刺激乳母垂体产生催乳素，引起乳腺腺泡分泌乳汁，并存留在乳腺导管内，称为产奶反射；二是婴儿吸吮乳头引起乳母垂体后叶释放催产素，引起乳腺周围肌肉收缩分泌乳汁，称为下奶反射。大约90%的新生儿，在吮吸乳头的 3～5 分钟后可得到母乳。产后第一天的乳汁分泌量约为 50 mL，第二天乳汁分泌量约为 100 mL，到第二周每天乳汁分泌量增加到 500 mL 左右，正常乳汁分泌量为每天 700～800 mL。

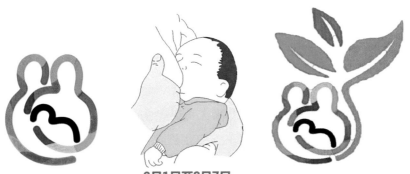

8月1日至8月7日
国际母乳喂养行动联盟　世界母乳喂养周

乳汁中的各种营养成分全部来自母体，能满足婴儿生长发育的需要，是与婴儿消化能力相适应的最理想的食物。乳母营养状况好坏将直接影响乳汁的营养素含量以及泌乳量，从而影响婴儿的生长发育及健康状况。

从能量需要考虑，乳母每日膳食能量及产能营养素摄入量参见表4-2，首先，乳母将膳食的能量转变成乳汁的能量是要耗能的，这样，乳母必须每天额外消耗一些能量来保证乳汁供给。因此，乳母能量供给是在非孕妇女能量需要的基础上，每天增加500 kcal。其次，乳母的泌乳量会随母体的生理状况、个体差异而不同，且与哺乳期乳母所摄取的能量相关。据此，能量的供应要依据实际的泌乳量而增减。如供应不足则泌乳量会减少，如供应过多则乳母易增胖。

表4-2　　　乳母每日膳食能量及产能营养素摄入量

项目			孕前	孕早期	孕中期	孕晚期	乳母
能量	身体活动水平 /（kcal/d）	轻	1800	1800	2100	2250	2300
		中	2100	2100	2400	2550	2600
		重	2400	2400	2700	2850	2900
蛋白质推荐摄入量/（g/d）			55	55	70	85	80
碳水化合物平均摄入量/（g/d）			120	130	130	130	160
脂肪			亚油酸占总能量的4%，α-亚麻酸占总能量的 0.6%；EPA+DHA 为 0.25 g/d。				

注：摘自《中国居民膳食营养素参考摄入量（2013版）》。

乳母其他膳食营养素推荐摄入量参见表4-3。对于乳母来说，由于乳汁中含铁量不多，为防止发生缺铁性贫血，建议每日摄入量比孕前增加4 mg；碘、锌两种微量元素与婴儿神经系统的生长发育及免疫系统功能关系较为密切，而乳汁中的碘与锌的含量受乳母膳食的影响，建议乳母碘、锌每日摄入量分别比孕前增加120 μg、4 mg。从脂溶性维生素A可少量通过乳腺进入乳汁，维生素D几乎不能通过乳腺进入乳汁，维生素E具有促进乳汁分泌的作用来考虑，建议乳母维生素A、维生素E的每日摄入量分别比孕前增加600 μgRAE、3 mgα-TE。水溶性维生素大多可以通过乳腺，但乳腺可调控其进入乳汁的含量，达到一定水平时不再增高，建议适量增加B族维生素和维生素C的摄入量。

表 4-3 乳母膳食营养素参考摄入量

项目	推荐摄入量(适宜摄入量)			可耐受最高摄入量
	孕前	孕晚期	乳母	
钙/(mg/d)	800	1000	1000	2000
镁/(mg/d)	330	370	330	—
铁/(mg/d)	20	29	24	42
碘/(µg/d)	120	230	240	600
锌/(mg/d)	7.5	9.5	11.5	40
硒/(µg/d)	60	65	78	400
铜/(mg/d)	0.8	0.9	1.4	8
铬/(µg/d)	(30)	(36)	(37)	—
锰/(mg/d)	(4.5)	(4.9)	(4.8)	11
钼/(µg/d)	100	110	103	900
维生素 A/(µgRAE/d)	700	770	1300	3000
维生素 E/(mgα-TE/d)	14	14	17	700
维生素 K/(µg/d)	(80)	(80)	(85)	—
维生素 B$_1$/(mg/d)	1.2	1.5	1.5	—
维生素 B$_2$/(mg/d)	1.2	1.5	1.5	—
维生素 B$_6$/(mg/d)	1.4	2.2	1.7	60
维生素 B$_{12}$/(µg/d)	2.4	2.9	3.2	—
泛酸/(mg/d)	(5.0)	(6.0)	(7.0)	—
叶酸/(µgDFE/d)	400	600	550	1000
胆碱/(mg/d)	(400)	(420)	(520)	3000
维生素 C/(mg/d)	100	115	150	2000

注:"—"表示未制定。摘自《中国居民膳食营养素参考摄入量(2013 版)》。

我国有"坐月子"的传统习俗,就是对产后一个月内的乳母给予特别的照顾。这时如过量摄入动物性食物,会导致膳食营养的不平衡。应重视整个哺乳期的营养,食不过量且营养充足,以保证乳汁的质与量,从而持续地进行母乳喂养。

除营养素外,乳母每天的饮水量与乳汁分泌量也密切相关,所以,每天应多喝水，还要保证每餐都有带汤水的食物，如鸡汤、鲜鱼汤、排骨汤、菜汤、豆腐汤等。在膳食营养平衡的基础上，注意：①增加富含优质蛋白质及维生素 A 的动物性食品和海产品，选用碘盐；②食物多样不过量，重视整个哺乳期营养；③愉悦心情，充足睡眠，促进乳汁分泌；④坚持哺乳，适度运动，逐步恢复适宜体重；⑤忌烟酒，避免浓茶和咖啡。

（胡劲涛）

06　母乳喂养好处多

　　母乳是婴儿最理想的天然食物，母乳喂养是新生儿最合理的喂养方式。世界卫生组织(WHO)及联合国儿童基金会倡导婴儿纯母乳喂养持续至婴儿6 个月，在添加辅食的基础上坚持母乳喂养至婴儿 2 周岁，甚至更长时间。人工喂养和混合喂养方式只有在婴儿患病、母亲患病、母亲因各种原因摄入药物、经过医务专业人员指导和各种努力后乳汁分泌仍不足等情况下，不能用纯母乳喂养时采用。

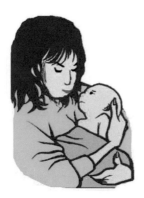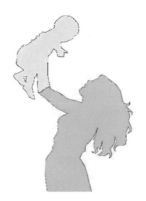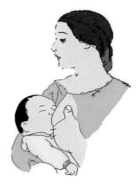

　　母乳喂养对婴儿的好处：①母乳营养丰富，蛋白质、脂肪、碳水化合物的比例适当，且会随婴儿月龄增加而变换，易于婴儿消化吸收并利用，利于婴儿生长发育。②母乳中含有多种多样的生物活性物质，如各种生长因子、

免疫因子、牛磺酸、各种消化酶及免疫球蛋白等，可提高婴儿的免疫力和增强婴儿对疾病的抵抗力，减少感染性疾病的发生率或降低其严重程度。③不易发生过敏：牛乳中的蛋白质与人乳中的蛋白质之间存在一定差异，加上婴儿肠道功能发育尚不完善，所以牛乳蛋白被肠黏膜吸收后可作为过敏原而引起过敏反应，表现为湿疹、支气管哮喘、呕吐、腹泻等。④减少婴儿猝死的发生率，降低婴儿成年后肥胖、糖尿病等疾病的发病率。⑤经济、方便、卫生：母乳自然产生，无须购买，与人工喂养相比可节省大量资源；乳母在任何时间都可直接用温度适宜的乳汁喂哺婴儿，十分方便；可直接喂哺，不易发生污染。⑥提高智商及情商：哺乳过程中母亲可通过与婴儿的皮肤接触、眼神交流、微笑和语言以及抚爱等动作，有助于促进婴儿的听觉、视觉、触觉、味觉、嗅觉、心理和智力发育。

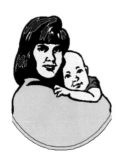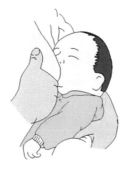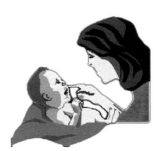

母乳喂养对母亲的好处：①促进子宫的恢复：婴儿的反复吸吮让母亲的脑垂体释放催产素(缩宫素)，不仅让乳房分泌乳汁，还能引起子宫收缩，促进子宫恢复，减少产后出血。②避孕及防止缺铁性贫血：纯母乳喂养的母亲恢复月经的时间常常会延迟，经期的延迟有益于母体对铁的保存。③产后瘦身：乳汁的产生是一个活跃的代谢过程，需要消耗能量，尤其在消耗孕期存储的脂肪上具有优势，因此母乳喂养不但不会体重增加、肥胖，还能达到产后瘦身的效果。④降低糖尿病发生率，改善更年期心血管健康状况，减少乳腺癌、卵巢癌风险。⑤有助于母子感情培养，降低产后抑郁症发病率。

(贺晓日)

07 6月龄内婴儿喂养指导

婴儿喂养有母乳喂养、人工喂养和混合喂养三种方式。母乳能满足婴儿6月龄内全部液体、能量和营养素的需要，完美解决此阶段婴儿能量和营养需要与消化吸收功能不成熟之间的矛盾，满足体格和神经系统的快速生长发育，婴儿喂哺首选母乳喂养。

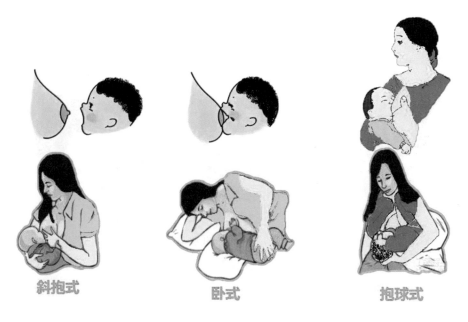

斜抱式   卧式   抱球式

母乳喂养第一点，要做到产后尽早开奶，坚持6月龄内纯母乳喂养。产后尽早开奶是纯母乳喂养成功的前提保障。出生后半小时是婴儿吮吸欲望最强烈的时候，也是婴儿形成第一个吮吸记忆的时刻，尽量争取在生后半小时内让婴儿吮吸母乳；婴儿吸吮前也不需要过分擦拭或消毒乳头，哺乳时采用正确的喂哺姿势——斜抱式、卧式或抱球式姿势，在婴儿嘴巴张到最大的时候，将整个乳晕送入婴儿口里，让婴儿完全含住，这样喂哺既不会感觉到明显疼痛，还能感受哺乳的喜悦。开奶阶段不用过度担心初乳量不足，因为健康婴儿出生时体内已有一定的能量及营养素储备,可通过监测婴儿的体重来指导喂养,建议生理性体重下降只要不超过出生体重的7%,就应坚持母乳喂养。两侧乳房轮流喂养,完成喂奶后,不要马上把婴儿平放,应将婴儿竖直抱起,头靠在妈妈肩上,轻拍背部,排出吞入胃里的空气,以防止溢奶。另外,温馨环境、愉悦心情、精神鼓励、乳腺按摩等辅助因素,有助于成功开奶。

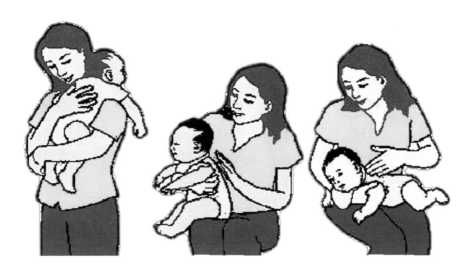

成功开奶后推荐按需喂奶,通常每天6~8次或更多,两侧乳房交替哺喂。在特殊情况无法亲喂时,可采用间接喂哺方式,乳母用吸奶泵定时将母乳吸出并储存于冰箱内,一定时间内再用奶瓶喂给婴儿。婴儿出生数日开始每日补充维生素 D 10 μg,而是否需要或如何补充维生素 K,请咨询专业医生。

母乳喂养第二点,从顺应喂养到建立良好的生活规律。正常情况下,婴儿处于睡眠—饥饿—觉醒—哭闹—哺乳—睡眠的循环状态,婴儿饥饿是按需喂养的基础,饥饿哭闹时应及时喂哺,无须苛求喂养次数和时间间隔。随着婴儿月龄增加,喂养次数(尤其是睡眠时)减少,婴儿逐渐建立自己的进食规律,所以婴儿喂养亦应顺应其消化道的成熟和生长发育进程,从按需喂养逐渐递进至规律喂养,建立良好的生活规律,注重培养婴儿规律哺乳和睡眠的习惯。

母乳喂养第三点，监测体格指标，保持健康生长。6月龄内婴儿正处在生长发育的高峰期，充足的营养是保证体格生长及神经系统发育的物质基础。生长发育测量(如体重、身长等)是反映婴儿喂养和营养状况的客观指标，喂养不当、营养不足、疾病等会导致婴儿生长迟缓或停滞。因此需注重婴儿期体格测量观察，6月龄内的健康婴儿推荐每半月测量一次体重和身长。

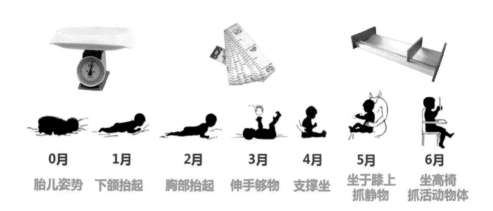

| 0月 | 1月 | 2月 | 3月 | 4月 | 5月 | 6月 |
| 胎儿姿势 | 下颌抬起 | 胸部抬起 | 伸手够物 | 支撑坐 | 坐于膝上
抓静物 | 坐高椅
抓活动物体 |

由于母乳量不足或者乳母由于工作关系不能按时哺乳时而用代乳品来补充的喂养方法称为混合喂养。这比完全不吃母乳的人工喂养好，因为每天如能吃2～3次母乳，对婴儿的身心健康仍然有很大好处。即使母乳不足，每天也仍应按喂奶时间，让婴儿吸空乳母的乳汁，然后再用其他代乳食品补充不足的数量。乳母由于工作的关系不能按时哺乳，可以在两次喂母乳的中间加喂一次代乳食品。在这种情况下，母亲每日哺乳的次数不应少于3次，否则母乳可能会迅速减少。婴儿每天或每次所需要补充的代乳品量需要根据婴儿的年龄及母乳缺少的程度而定。

因母乳缺乏或其他原因不能母乳喂养，全部用动物乳汁或植物性代乳品喂养的方法称为人工喂养。建议首选适合6月龄内婴儿的配方奶喂养，不宜直接用普通液态奶、成人奶粉、蛋白粉、豆奶粉等喂养；每天能量需要量为90 kcal/kg，蛋白质每天适宜摄入量为9 g，亚油酸占总能量的7.3%，α-亚麻酸占总能量的0.87%，EPA+DHA每天适宜摄入量为0.1 g。

(董青艺)

08 7～24月龄婴幼儿喂养指导

婴幼儿期是人的一生中生长发育的第一个高峰期。婴儿满6月龄后，胃肠道等消化器官已相对发育完善，可消化母乳以外的多样化食物。而且婴儿的口腔运动功能，味觉、嗅觉、触觉等感知觉，以及心理、认知和行为能力也已为接受新的食物做好了准备。7～12月龄婴儿每天能量需要量为 80 kcal/kg，亚油酸占总能量的6%，α–亚麻酸占总能量的0.66%，EPA + DHA 为 0.1 g；13～24月龄男性幼儿每天能量需要量为 90 kcal/kg，女性幼儿每天能量需要量为 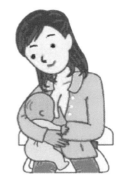 80 kcal/kg，亚油酸占总能量的4%，α–亚麻酸占总能量的0.6%，EPA+DHA 为0.1 g，每日蛋白质推荐摄入量为25 g。

虽然母乳仍然是7～24月龄婴幼儿重要的营养来源，但单一的母乳喂养已经不能完全满足孩子对能量以及营养素的需求，必须引入其他营养丰富的食物。这一时期是婴幼儿饮食习惯形成的关键时期，而父母及喂养者的喂养

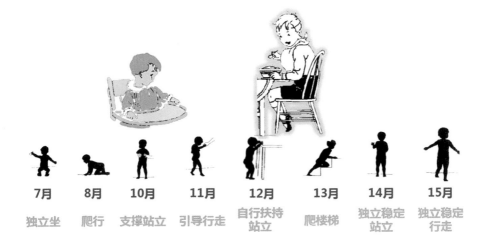

7月	8月	10月	11月	12月	13月	14月	15月
独立坐	爬行	支撑站立	引导行走	自行扶持站立	爬楼梯	独立稳定站立	独立稳定行走

行为对其有显著的影响。因此，顺应婴幼儿需求科学添加辅食将有助于健康饮食习惯的形成，并具有长期而深远的影响。

第一，满6月龄的婴儿需继续母乳喂养，从富含铁的糊状食物开始添加辅食，逐步达到食物多样。辅食添加原则为：①由少到多、由稀到稠、由细到粗，次数和数量逐渐增加，一般待适应1周后再增加新品种；②应在婴儿健康、消化功能正常时添加；③保持食物的原味，不加盐、糖以及刺激性调味品；1岁以后逐渐尝试淡口味的家庭膳食。

第二，顺应喂养、鼓励但不强迫进食。父母及喂养者应在喂养过程中及时感知孩子所发出的饥饿或饱足的信号，并做出恰当的回应。孩子饿了就及时进餐，不要拿零食充饥；孩子吃饱了，就不要追着再硬塞几口。尊重孩子对食物的选择，帮助孩子养成不吃零食、不偏食挑食的习惯。耐心地鼓励和协助孩子进食，绝不能强迫进食，更不能因为进餐问题打骂孩子，以免孩子产生对进餐的恐惧和反感情绪。进餐前给孩子洗手，保持餐具清洁。为孩子营造安静、愉悦的进餐环境，避免电视、玩具等对婴幼儿注意力的干扰。培养孩子进餐的兴趣，按时进餐，控制每餐时间不超过20分钟。父母及喂养者也应该规范自己的进餐行为，为孩子进食做好榜样。帮助孩子逐步达到与家人一致的规律进餐模式，并学会自主进食，遵守必要的进餐礼仪。

第三，注重饮食卫生和进食安全。制作辅食前须先洗手，餐具、场所应保持清洁，注意生熟食分开处置。辅食应煮熟、煮透，并及时食用或妥善保存，不给孩子吃剩饭、剩菜。进食时一定要有成人看护，以防发生意外。整颗葡萄、整粒花生、坚果、果冻等食物不适合婴幼儿食用，因为进食这些食物过程中容易出现呛咳、误吸入气管内，导致窒息等危险发生。并且父母及喂食者要注意喂食方法，不要喂太大口的食物，也不要太频繁地喂食，耐心地等待孩子细嚼慢咽。给孩子准备安全的餐具，如不锈钢、塑料等材质餐具，避免给孩子使用玻璃、瓷器等易碎餐具，以免导致意外伤害。注意就餐环境的安全，禁止孩子进餐时蹦跳玩耍，帮助孩子养成食不言的好习惯。

第四，定期监测体格指标，追求健康生长。适度、平稳生长是最佳的生长模式。每 3 个月定期监测并评估 7 ~ 24 月龄婴幼儿的体格生长指标，并根据评估结果及时调整营养和喂养。对于生长不良、超重肥胖及处于急慢性疾病期间的婴幼儿应增加监测次数，在专业人员的指导下健康生长。

（李雯）

09 早产儿出院后继续母乳喂养指导

早产儿是指在孕 37 周前（≤259 天）分娩的新生婴儿。由于早产儿的各器官功能发育不成熟，尤其是胎龄不足 32 周、出生体重小于 1500 g 的极早早产/极低出生体重儿，消化道功能发育不完善，容易出现较多并发症，常常存在喂养不耐受，需要接受一段时间的胃肠外营养支持及各种急救治疗，住院时间较长。

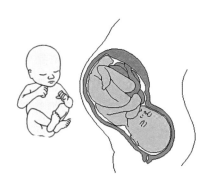

对于早产儿而言，母乳不仅仅是宝宝最理想的食物，更是帮助促进孩子各脏器发育、提升免疫功能、改善疾病疗效的一剂良药。大量的临床研究资料显示，母乳的医学、营养学和发育保护效益远远超越了其作为普通食物来源的意义。早产儿出院后怎样才能做到继续母乳喂养？首先应该知晓影响早产儿出院后继续母乳喂养的问题所在，再根据实际情况采取对应措施一一解决。

影响因素：

①大部分早产儿出生后即入住新生儿科，母婴分离将影响正常泌乳启动；②早产儿出院时生理发育仍不成熟，可致哺乳时吸吮力弱、吸吮持续时间短、吸吮与吞咽动作不协调、吸乳易疲劳等；③住院期间已习惯奶瓶喂养，无法正确适应含接乳头；④母亲疾病、产后抑郁、欠缺哺乳自信、睡眠欠佳、乳头问题（太小、太大、平坦或凹陷）等均可能影响哺乳质量及母乳喂养持续时间。

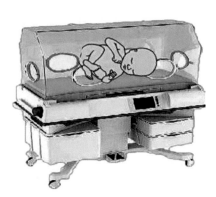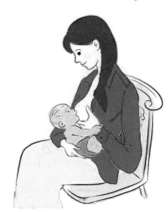

喂养指导：

早产儿住院期间，在医护人员的培训指导下通过以下方法实施纯母乳喂养：早接触、早吸吮、袋鼠式护理、家庭式护理、出院前培训等。

帮助早产儿母亲在早产儿出院后学习直接哺乳：母亲在没有无法克服的客观原因的情况下，尽可能进行直接亲哺亲喂新鲜母乳，以保证婴儿最大程度获得母乳喂养的益处。此外，夜间是催乳素分泌高峰时段，直接哺乳时有效的吸吮刺激更有助于维持泌乳。

正确的含乳姿势是保证泌乳量及哺乳结局的重要因素：哺乳前应清洁双手，可采取斜抱式、卧式或抱球式姿势，母亲手放在婴儿颈背后，婴儿身体贴近母亲使头和身体呈一条直线，鼻子面向乳头，可用手指帮助婴儿张大嘴巴用下唇深包压送至乳房，含住乳头和乳晕。

合理使用母乳喂养辅助工具：在早产儿实现完全直接哺乳前、无法有效哺乳及吸吮有效性差时，医院级双侧电动吸乳器的使用有利于泌乳及达到足量摄乳。乳头扁平凹陷的母亲或存在含接问题者，乳头护罩可作为一种短期使用的哺乳辅助设备，提高哺乳过程中的吸吮效率。乳旁加奶装置如辅助哺喂系统既能实现体重增长欠佳早产儿直接哺乳，又能补充额外强化营养，还有助于母乳不足、需重新启动泌乳的母亲增加和维持泌乳。

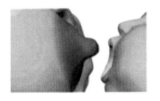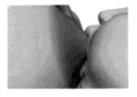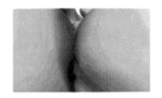

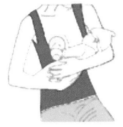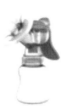

出院后遵医嘱及时随访评估早产儿生长发育情况，必要时营养母乳喂养：单纯母乳喂养并不能完全满足早产儿生长发育所需的维生素、矿物质和微量元素等，应在医师指导下通过强化母乳、食物添加和口服补充剂等方式来保证早产儿出院后摄入足够的维生素 A、维生素 D、钙、磷、铁等营养素。

（陈平洋）

10　小于胎龄儿的喂养策略

小于胎龄儿是指婴儿出生时体重低于相同胎龄婴儿出生体重的第十百分位。小于胎龄儿既可以是早产儿，也可以是足月儿。小于胎龄儿的发生主要是胎儿在生长发育过程中受到各种不良因素的影响（如孕母营养不良、孕母的疾病导致宫内缺氧等），从而使得胎儿对这些宫内不良环境做出适应性的调节。小于胎龄儿出生后，为了弥补在母亲体内的不足，大部分出现一个快速追赶生长阶段，在这一个阶段，其体重、身长、头围都会有一个较快的增长。一般在出生后 2~3 岁小于胎龄儿的生长发育可达到正常水平，也有

10%～15%小于胎龄儿可能出现长期发育落后，部分甚至可能出现终身生长发育落后和不同程度的神经系统后遗症，如脑瘫、认知功能低下、运动发育迟滞等。因而，对于小于胎龄儿而言，如何能够保证适当的追赶生长、减少后遗症的发生、恰当的喂养策略显得尤为重要。

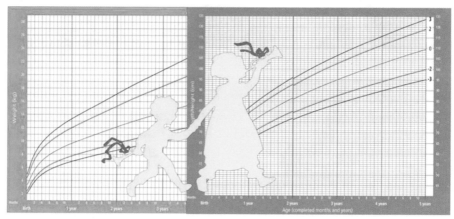

　　喂养策略既要达到适当的追赶生长，促进生长发育，减少神经系统后遗症，又要避免因为营养过剩而导致的小于胎龄儿远期代谢综合征(如糖尿病、高血压、肥胖等)的发生。对于足月小于胎龄儿，在没有母乳喂养禁忌的前

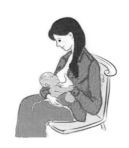
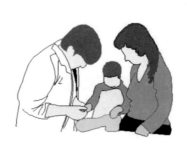
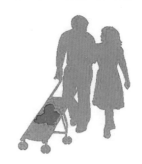

提下，应该尽量坚持母乳喂养至一岁以上，并根据其胎龄、营养风险程度选择个体化的喂养方案；为了避免由于过度追赶生长所引起的远期代谢综合征的发生，不建议常规采用早产儿配方奶或者早产儿过渡配方奶。对于早产小于胎龄儿，尤其是对于体重<2000 g的早产小于胎龄儿而言，单纯母乳喂养的营养是不够的，应在专业医生的指导下适当采用强化母乳进行喂养。长时间进行随访，并根据不同阶段的生长发育的情况来调整个体化的喂养策略。

(贺鸣凤)

五

成长篇

01 健康生活方式的养成

健康是一个多维概念，既包括身体的健康，又包括心理的健康与社会适应的完好状态。健康的生活方式是指个体、群体或社会在一定的社会条件和价值观引导下，利用外界有利于健康和身心和谐发展的各项活动，表现出的活动形式和行为特征的综合模式，其目标是促进身心健康。不良的生活方式是指任性随意、不遵守客观规律，主要是指不遵守人体生理规律，影响生活质量的生活方式。有碍健康的不良生活方式包括工作压力大、生活无规律、长期紧张、过度疲劳及生活中的一些坏习惯。每个人都有维护自身和他人健康的责任，健康的生活方式能够维护和促进自身健康。世界卫生组织提出合理膳食、适量运动、戒烟限酒、心理平衡为四大健康基石。

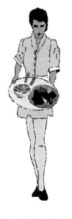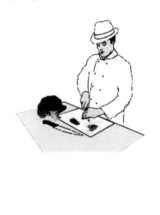

合理膳食：简单地说，人们通过采用科学的烹调加工方法、合理的进餐制度和良好的饮食习惯、在保证食物安全的基础上，获取种类齐全、数量充足、比例适宜的营养素，即可达到合理膳食的要求。

适量运动："生命在于运动"这句格言提示了生命的一条极为重要的规律——"动则不衰"。运动作为一种健身方法，要讲究科学性，根据各人的不同身体状况，年龄、性别、职业、有无慢性疾病、爱好、生活习惯、经济条件、家庭或社区的健康设施等情况，选择运动项目，制订适合自己的运动方案做适量运动，才会收到良好的健身效果，达到健康的目标。一般情况下，可采用最大预测心率(每分钟最大心率数 = 220 - 年龄)来判断运动强度，相当于最大心率的40%～60%时，可判断为低运动强度；相当于最大心率的 60%～75% 时，可判断为中运动强度；相当于最大心率的 75%～85% 时，可判断为高运动强度；超过最大心率的 85% 时，可判断为极高运动强度。建议相当于最大心率 60%～75% 时的运动作为有氧运动的适宜运动强度；每次运动的持续时间不少于 30 分钟，每周运动次数不少于 3 次。

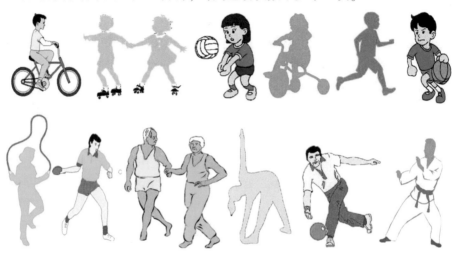

　　戒烟限酒：众所周知，吸烟对人体健康是有百害而无一利的，烟草中许多物质对人体有害，仅目前查明的致癌物质就有 40 多种。吸烟对人体健康危害极大，一旦戒烟后就可以使多种疾病如慢性支气管炎、溃疡病、冠心病、动脉硬化等好转或痊愈，使心脑血管病的发病率与死亡率降低，减少患肺癌的机会。酗酒是指无节制的超量

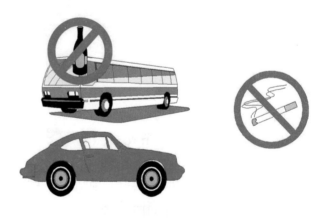

饮酒。酗酒对健康的危害可分为急性危害和慢性危害。短时间大量饮酒，可导致酒精中毒，轻则情绪改变，重则精神恍惚，神志不清，丧失自控能力，思维紊乱，动作失调，对身体造成轻重不等的损害。长期过量饮酒，会引起全

身各系统的严重损害，其中以肝脏损害最为严重。酒精能毒害肝脏，损害肝功能，使肝细胞受损变性，最终导致肝硬化，医学上称之为"酒精肝"。还有一点应该引起高度重视：酗酒还可导致营养素摄入不足及生殖系统的直接毒性，酒精对精子、卵子也有毒害作用，能引起不育、流产或影响胎儿的生长发育，甚至影响胎儿出生后的智力发育。

心理平衡：人的社会属性决定了人不是孤立存在的，人们在学习、工作及生活中不可能不与其他人及事物接触。在人的一生中会不断遇到矛盾、冲突，遭受挫折；也就是说人生活在世界上就会遇到各种各样的生活事件，会带来一定的压力。如果对这些生活事件不能正确处理，就会产生焦虑、抑

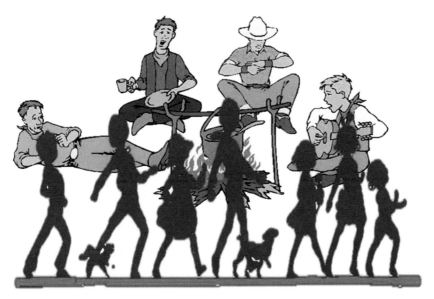

郁、恐惧、紧张等情绪困扰，甚至导致或加重疾病。良好的心理状态有利于保护和稳定中枢神经系统、内分泌系统和免疫系统的功能，从而有利于保持身体健康，减少疾病的发生，患病时阻止病情的恶化，促进疾病的康复。不良的心理状态则会引起中枢神经系统对体内各器官的功能调节失常，内分泌系统的功能紊乱，使各器官的正常生理功能发生障碍，机体的免疫力下降，不仅会减弱机体抵抗一般疾病的能力，甚至还会削弱监视和清除自身细胞突变的能力，导致多种疾病的发生。

（胡敏予）

02 饮食习惯与健康

饮食习惯是指人们日常生活中反复进行的饮食行为和选择食物的癖好，是对饮食条件所产生的生理和心理的适应性行动，受自然环境、社会环境、经济环境、农业生产、食品加工、民族与宗教信仰等因素的影响。我国饮食习惯的地域性差异较大，俗有"南甜、北咸、东酸、西辣"一说；现代三字经"中国食、涮北京、包天津、甜上海、烫重庆、鲜广东、麻四川、辣湖南、美云南、酸贵州、酥西藏、奶内蒙、荤青海、壮宁夏、醋山西、泡陕西、葱山东、拉甘肃、炖东北、稀河南、烙河北、罐江西、馊湖北、氽福建、爽江苏、浓浙江、香安徽、嫩广西、淡海南、烤新疆、醇台湾、港澳者、兼中西"的地方特色饮食。

而 2000 多年前的《黄帝内经·素问·藏气法时论》中有关于饮食与健康的关系的论述："五谷为养，五果为助，五畜为益，五菜为充。气味合而服之，以补精益气。"现代营养学可解释为，饮食如达到食物多样，即可实现"滋、养、补"的目的。

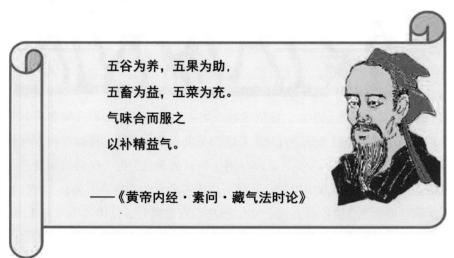

五谷为养，五果为助，
五畜为益，五菜为充。
气味合而服之
以补精益气。

——《黄帝内经·素问·藏气法时论》

婴幼儿和青少年是养成习惯的最佳时期，首先要养成良好的饮食习惯：①

不挑食，不偏食，主、副食种类齐全、数量充足、比例合适；②保证食物安全；③科学的烹调加工；④合理的进餐制度；⑤遵循《中国居民膳食指南(2016)》的原则：食物多样，谷类为主；吃动平衡，健康体重；多吃蔬果、奶类、大豆；适量吃鱼、禽、蛋、瘦肉；少盐少油，控糖限酒；杜绝浪费，兴新食尚。

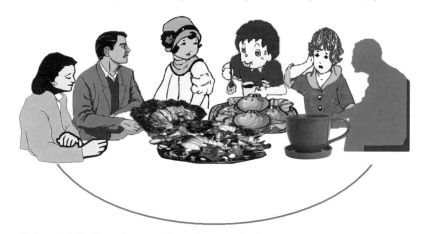

其次，养成好的"吃相"，因为"吃相"往往能直观地反映出一个人的基本素质。

入座：按照席次的安排，先请长者、客人依次入座；客人应该等候主人邀请才可坐下；入座时要从椅子左边进入；入座后坐姿端正，脚踏在本人座位下，不要任意伸直或两腿不停摇晃，不要将手放在邻座椅背上；坐下后向客人点头示意，表示友好；入座后不要马上动筷子和餐具，或将餐具弄出响声来，不要眼睛直盯盘中菜肴；坐定后不要马上随便起身走动，如果有什么事一定要走开，应先向主人打个招呼；不要把桌上的餐巾塞在领口里，而要平放在膝盖和大腿上。

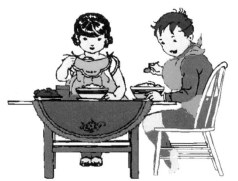
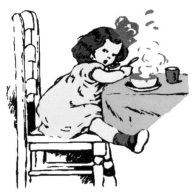

吃东西要有礼貌，吃得文明：先请客人、长者开始动筷，以表示对他们的尊敬；用筷子要轻伸、轻搁，不能带汤水远距离游动，也不能在菜碟内随意翻动选择，不可吸吮筷子；夹菜时每次少一些，尽量夹离自己近的菜，对自己中意的菜吃得太多而不顾他人，不与同桌人打招呼就把菜移到或转到自己面前，别人在夹菜时自己去争，嘴巴里还没有吃完又去夹别的菜均是极不礼貌的；吃饭身板要坐直，要端起饭碗或一手扶碗，以示对同桌长辈的尊敬；吃饭时不要发出声响，要端起饭碗贴着唇边，用筷子把饭粒推入口里，也不要使劲咀嚼脆的食物而发出很清晰的声音来；要是汤里的菜肴比较多，不可以精挑细寻，随意舀取就可；喝汤时不要用力吹着喝，更不宜把碗端到嘴边喝，可

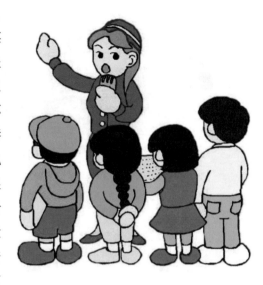

以用汤匙小口地喝，不要发出声响，汤勺里的汤每次不要超过七成容量；用过的勺子留有口水，不要再下到汤碗里舀汤；嘴中有食物时请勿说话，边吃边大声说话、唾沫乱喷、在餐桌上随便吐渣是极为不雅的；进餐时如果出现打喷嚏或打嗝这些不由自主的声响时，要用手或手帕捂住嘴，将脸转过去而不对着人进行，事后说一声"对不起""请原谅"，以表示歉意；要是需要放屁，应尽可能离开现场；最好不要直接在餐桌上剔牙，必要时要用餐巾或手挡住自己的嘴巴；在餐桌上不要抠牙、掏耳朵、挖鼻子。

餐毕：自己用餐完毕，要向在座的各位道一声"各位慢用"；离席时，要将桌布整理好，餐具稍微集中一下，轻轻地移开座椅，缓缓起身，然后向未离席的客人点头示意。一般来说，在主人或长者离席之前，其他人不宜先退；假如有特殊原因，一定要做明确的解释才能离座告退；离席后，要向主人表示感谢，顺便夸奖菜肴的丰盛和味美。

（刘富强）

03 2~6岁儿童饮食指导

2~6岁儿童跨越幼儿期和学龄前期两个阶段，这一时期儿童的生长趋于平稳，每年体重平均增加约2 kg，身高平均增长5~7 cm。消化吸收能力逐步接近成人，摄入的食物种类和膳食结构已开始接近成人，是饮食行为和生活方式形成的关键时期。

中等身体活动水平的2岁、3岁、4岁、5岁男童每日能量需要量分别为1100 kcal、1250 kcal、1300 kcal、1400 kcal，女童分别为1000 kcal、1200 kcal、1250 kcal、1300 kcal；1~2岁幼儿和3~5岁学龄前儿童每日蛋白质推荐摄入量分别为25 g和30 g；亚油酸占总能量的4%，α-亚麻酸占总能量的0.6%；2~6岁儿童EPA+DHA每日推荐摄入量为0.1 g；其他营养素每日膳食参考摄入量见表5-1。

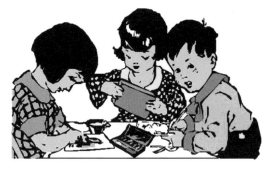

表5-1　幼儿及学龄前儿童膳食营养素参考摄入量

项目	推荐摄入量(适宜摄入量)/可耐受最高摄入量		
	18~49岁	1~3岁	4~6岁
钙/(mg/d)	800/2000	600/1500	800/2000
磷/(mg/d)	720/3500	300/—	350/—
钾/(mg/d)	(2000)/—	(900)/—	(1200)/—
钠/(mg/d)	(1500)/—	(700)/—	(900)/—
镁/(mg/d)	330/—	140/—	160/—

项目	推荐摄入量（适宜摄入量）/可耐受最高摄入量		
	18 ~ 49 岁	1 ~ 3 岁	4 ~ 6 岁
氯/（mg/d）	2300/—	1100/—	1400/—
铁/（mg/d）	男：12/42　女：20/42	9/25	10/30
碘/（μg/d）	120/600	90/—	90/200
锌/（mg/d）	男：12.5/40　女：7.5/40	4.0/8	5.5/12
硒/（μg/d）	60/400	25/100	30/150
铜/（mg/d）	0.8/8	0.3/2	0.4/3
氟/（mg/d）	(1.5)/3.5	(0.6)/0.8	(0.7)/1.1
铬/（μg/d）	(30)/—	(15)/—	(20)/—
锰/（mg/d）	(4.5)/11	(1.5)/—	(2.0)/3.5
钼/（μg/d）	100/900	40/200	50/300
维生素 A/（μgRAE/d）	男：800/3000　女：700/3000	310/700	360/900
维生素 D/（μg/d）	10/50	10/20	10/30
维生素 E/（mgα–TE/d）	(14)/700	(6)/150	(7)/200
维生素 K/（μg/d）	(80)/—	(30)/—	(40)/—
维生素 B_1/（mg/d）	男：1.4/—　女：1.2/—	0.6/—	0.8/—
维生素 B_2/（mg/d）	男：1.4/—　女：1.2/—	0.6/—	0.7/—
维生素 B_6/（mg/d）	1.4/60	0.6/20	0.7/25
维生素 B_{12}/（μg/d）	2.4/—	1.0/—	1.2/—
泛酸/（mg/d）	(5.0)/—	(2.1)/—	(2.5)/—
叶酸/（μgDFE/d）	400/1000	160/300	190/400
烟酸/（mgNE/d）	男：15/35　女：12/35	6/10	8/15
胆碱/（mg/d）	男：(500)/3000　女：(400)/3000	(200)/1000	(250)/1000
生物素/（μg/d）	(40)/—	(17)/—	(20)/—
维生素 C/（mg/d）	100/2000	40/400	50/600

注："—"表示未制定。摘自《中国居民膳食营养素参考摄入量（2013 版）》。

2~6 岁儿童合理膳食，第一，要做到足量食物、平衡膳食、规律进餐，一日除提供早、中、晚 3 次正餐外，还需提供 1~2 次加餐，早、中、晚餐能量分配为 30%、35%、25%，加餐点心约占 10%，应定时、定量、定点进餐。第二，要选择易于消化的烹调方式，注意烹调方式符合 2~6 岁儿童的消化功能和特点，以及注重食物的色香味，促进食欲。第三，要注重良好生活习惯及饮食习惯的培养，不挑食、偏食或暴饮暴食，正确选择零食，并注意零食的食用安全。1000 kcal 能量水平的平衡膳食模式和食物量见下图。

1000 kcal 能量水平的平衡膳食模式和食物量

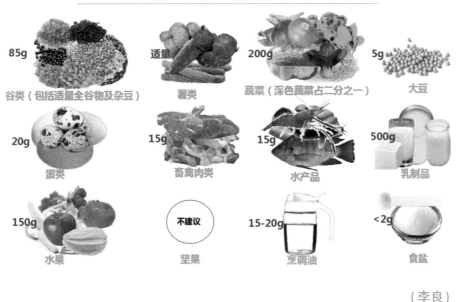

85g　谷类（包括适量全谷物及杂豆）
适量　薯类
200g　蔬菜（深色蔬菜占二分之一）
5g　大豆
20g　蛋类
15g　畜禽肉类
15g　水产品
500g　乳制品
150g　水果
不建议　坚果
15-20g　烹调油
<2g　食盐

（李良）

04 托幼机构饮食营养管理

　　招收0~6岁儿童的各级各类托儿所、幼儿园简称托幼机构。为提高托幼机构卫生保健工作水平，预防和减少疾病发生，保障儿童身心健康，我国制定了《托儿所幼儿园卫生保健管理办法》，强调托幼机构卫生保健工作："根据儿童不同年龄特点，建立科学、合理的一日生活制度，培养儿童良好的卫生习惯""为儿童提供合理的营养膳食，科学制订食谱，保证膳食平衡""加强饮食卫生管理，保证食品安全"。

　　中等身体活动水平的2岁、3岁、4岁、5岁男童每日能量需要量分别为1100 kcal、1250 kcal、1300 kcal、1400 kcal，女童分别为1000 kcal、1200 kcal、1250 kcal、1300 kcal；2岁和3~5岁儿童蛋白质每日推荐摄入量分别为25 g和30 g；亚油酸占总能量的4%，α-亚麻酸占总能量的0.6%；1~3岁儿童EPA+DHA每日推荐摄入量为0.1 g；其他营养素每日膳食参考摄入量见表5-1。

　　1200 kcal能量水平的平衡膳食模式和食物量见下图。

1200 kcal 能量水平的平衡膳食模式和食物量

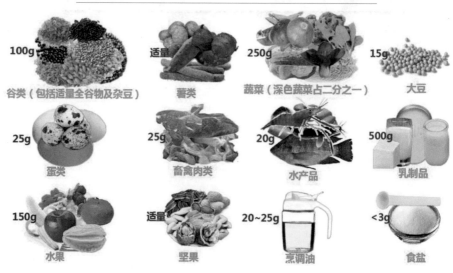

1400 kcal 能量水平的平衡膳食模式和食物量见下图。

1400 kcal 能量水平的平衡膳食模式和食物量

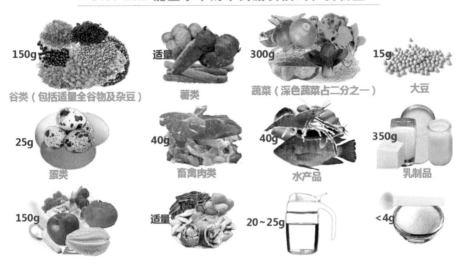

150g 谷类（包括适量全谷物及杂豆）

适量 薯类

300g 蔬菜（深色蔬菜占二分之一）

15g 大豆

25g 蛋类

40g 畜禽肉类

40g 水产品

350g 乳制品

150g

适量

20～25g

<4g

（李良）

05　小学生饮食指导

　　小学生是指接受初等正规教育 6～12 岁的儿童，部分学生在后期进入青春期。此阶段，每年体重增加 2～3 kg，身高增长 4～7 cm 左右；虽然生长发育减慢，但各内脏器官和肌肉系统发育较快，神经系统不断完善，智力发育迅速，独立活动能力逐步增强，可以接受成人的大部分饮食。此阶段的学龄儿童应了解食物与营养的相关常识，学会选择与合理搭配食物，并养成健康的饮食行为。

　　小学生身体活动水平每日膳食能量需要量及产能营养素参考摄入量见表 5-2；其他营养素每日膳食参考摄入量见表 5-3。

表5-2　小学生膳食能量需要量及产能营养素参考摄入量

项目		身体活动水平（轻）		身体活动水平（中）		身体活动水平（重）	
		男	女	男	女	男	女
能量/（kcal/d）	18~49岁	2250	1800	2600	2100	3000	2400
	6岁~	1400	1250	1600	1450	1800	1650
	7岁~	1500	1350	1700	1550	1900	1750
	8岁~	1650	1450	1850	1700	2100	1900
	9岁~	1750	1550	2000	1800	2250	2000
	10岁~	1800	1650	2050	1900	2300	2150
	11岁~	2050	1800	2350	2050	2600	2300
蛋白质/（g/d）	18~49岁	男：65				女：55	
	6岁~	35					
	7~8岁	40					
	9岁~	45					
	10岁~	50					
	11~13岁	男：60				女：55	
脂肪/（g/d）	18~49岁	亚油酸占总能量的4%，α-亚麻酸占总能量的0.6%					
	6~13岁						
碳水化合物/（g/d）	18~49岁	120					
	6~10岁	120					
	11~13岁	150					

注：摘自《中国居民膳食营养素参考摄入量(2013版)》。

表5-3　小学生膳食营养素参考摄入量

项目	推荐摄入量(适宜摄入量)/可耐受最高摄入量		
	18~49岁	7岁~	11~13岁
钙/（mg/d）	800/2000	1000/2000	1200/2000
磷/（mg/d）	720/3500	470/—	640/—
钾/（mg/d）	(2000)/—	(1500)/—	(1900)/—
钠/（mg/d）	(1500)/—	(1200)/—	(1400)/—

续表 5-3

项目	推荐摄入量(适宜摄入量)/可耐受最高摄入量		
	18~49 岁	**7 岁~**	**11~13 岁**
镁/(mg/d)	330/—	220/—	300/—
氯/(mg/d)	2300/—	1900/—	2200/—
铁/(mg/d)	男：12/42；女：20/42	13/35	男：15；女：18 /40
碘/(μg/d)	120/600	90/300	110/400
锌/(mg/d)	男：12.5/40；女：7.5/40	7.0/19	男：10；女：9 /28
硒/(μg/d)	60/400	40/200	55/300
铜/(mg/d)	0.8/8	0.5/4	0.7/6
氟/(mg/d)	(1.5)/3.5	(1.0)/1.7	(1.3)/2.5
铬/(μg/d)	(30)/—	(25)/—	(30)/—
锰/(mg/d)	(4.5)/11	(3.0)/5.0	(4.0)/8.0
钼/(μg/d)	100/900	65/450	90/650
维生素 A/(μgRAE/d)	男：800/3000；女：700/3000	500/1500	男：670；女：630/2100
维生素 D/(μg/d)	10/50	10/45	10/50
维生素 E/(mgα-TE/d)	(14)/700	(9)/350	(13)/500
维生素 K/(μg/d)	(80)/—	(50)/—	(70)/—
维生素 B_1/(mg/d)	男：1.4/—；女：1.2/—	1.0/—	男：1.3；女：1.1 /—
维生素 B_2/(mg/d)	男：1.4/—；女：1.2/—	1.0/—	男：1.3；女：1.1 /—
维生素 B_6/(mg/d)	1.4/60	1.0/35	1.3/45
维生素 B_{12}/(μg/d)	2.4/—	1.6/36	2.1/—
泛酸/(mg/d)	(5.0)/—	(3.5/-)	(4.5)/—
叶酸/(μgDFE/d)	400/1000	250/600	350/800
烟酸/(mgNE/d)	男：15/35；女：12/35	10/20	男：14；女：12 /25
胆碱/(mg/d)	男：(500)/3000；女：(400)/3000	(300)/1500	(400)/2000
生物素/(μg/d)	(40)/—	(25)/—	(35)/—
维生素 C/(mg/d)	100/2000	65/1000	90/1400

注："—"表示未制定。摘自《中国居民膳食营养素参考摄入量(2013 版)》。

小学生合理膳食，第一要做到食物多样化，平衡膳食；第二要坚持吃好早餐；第三要注重良好生活习惯及饮食习惯的培养，定时定量进食，少吃零食，不挑食、偏食或暴饮暴食。

1600 kcal 及 1800 kcal 能量水平的平衡膳食模式和食物量见下图。

1600 kcal 能量水平的平衡膳食模式和食物量

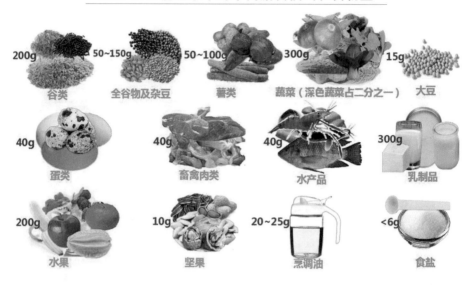

1800 kcal 能量水平的平衡膳食模式和食物量

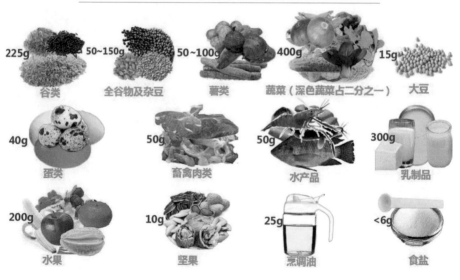

（郑温雅）

06 寄宿小学饮食营养管理

　　寄宿一般指的是在学校住宿的学生。而寄宿制，则是学校为学生提供膳宿条件，实施全封闭管理，将学生的生活和学习全部纳入学校的一种管理模式。2011 年 11 月，我国以集中连片特困区和家庭经济困难学生为重点，正式启动实施农村义务教育学生营养改善计划。小学生处于身体成长期，需要合理饮食，均衡的营养才能保障其健康成长；学校应当根据卫生健康主管部门发布的学生餐营养指南等标准，针对不同年龄段在校学生营养健康需求，因地制宜引导学生科学营养用餐。

　　小学生身体活动水平每日膳食能量需要量及产能营养素参考摄入量见表 5-2；其他营养素每日膳食参考摄入量见表 5-3。2000 kcal 能量水平的平衡膳食模式和食物量见下图。

2000 kcal 能量水平的平衡膳食模式和食物量

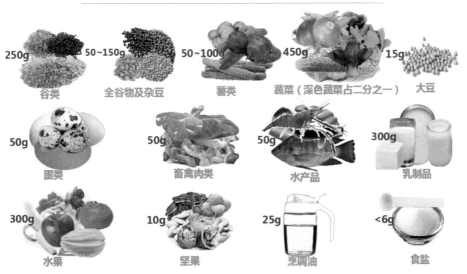

250g 谷类　　50~150g 全谷物及杂豆　　50~100g 薯类　　450g 蔬菜（深色蔬菜占二分之一）　　15g 大豆

50g 蛋类　　50g 畜禽肉类　　50g 水产品　　300g 乳制品

300g 水果　　10g 坚果　　25g 烹调油　　<6g 食盐

2200 kcal 能量水平的平衡膳食模式和食物量见下图。

2200 kcal 能量水平的平衡膳食模式和食物量

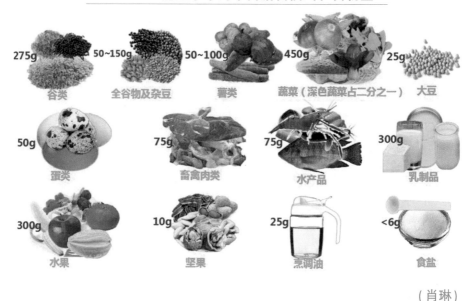

275g 谷类	50~150g 全谷物及杂豆	50~100g 薯类	450g 蔬菜（深色蔬菜占二分之一）	25g 大豆
50g 蛋类	75g 畜禽肉类	75g 水产品		300g 乳制品
300g 水果	10g 坚果	25g 烹调油		<6g 食盐

（肖琳）

07 中学生饮食指导

　　一般中学生正值 12 ~ 18 岁的青少年期，身高、体重发育速度都突然加快，是发育的第二个高峰期，各方面的生理发育逐步迈入成熟阶段；身高的15% ~ 20%、体重的 50% 是在该期获得的。女性在快速生长发育的高峰后，因为性激素的变化，初次月经来临，腋毛、阴毛出现和乳房发育等第二性征显现，性器官发育成熟，逐渐体现成人体态。男性比女性晚 2 ~ 3 年进入青春发育期，才出现生理变化，包括声音变得较为低沉、肩膀厚实、体毛发育和阴茎、睾丸发育成长。发育开始的早晚、生长发育的快慢、生长发育的持续时间长短等，都受遗传和环境因素特别是营养状况的影响，因此个体差异较大。该期青少年思维活跃，记忆力强，心理发育成熟，是过渡到成人的关键时期，而心理的改变可导致饮食行为的改变，如盲目节食等。

中学生身体活动水平每日膳食能量需要量及产能营养素参考摄入量见表5-4；其他营养素每日膳食参考摄入量见表5-5。

表5-4　中学生膳食能量需要量及产能营养素参考摄入量

项目		身体活动水平（轻）		身体活动水平（中）		身体活动水平（重）	
		男	女	男	女	男	女
能量/（kcal/d）	18～49岁	2250	1800	2600	2100	3000	2400
	11～13岁	2050	1800	2350	2050	2600	2300
	14～17岁	2500	2000	2850	2300	3200	2550
蛋白质/（g/d）	18～49岁	男：65			女：55		
	11～13岁	男：60			女：55		
	14～17岁	男：75			女：60		
脂肪/（g/d）	11～49岁	亚油酸占总能量的4%，α-亚麻酸占总能量的0.6%					
碳水化合物/（g/d）	18～49岁	120					
	11～17岁	150					

注：摘自《中国居民膳食营养素参考摄入量（2013版）》。

表5-5　中学生膳食营养素参考摄入量

项目	推荐摄入量（适宜摄入量）/可耐受最高摄入量	
	18～49岁	14～17岁
钙/（mg/d）	800/2000	1000/2000
磷/（mg/d）	720/3500	710/—
钾/（mg/d）	（2000）/—	（2200）/—
钠/（mg/d）	（1500）/—	（1600）/—
镁/（mg/d）	330/—	320/—
氯/（mg/d）	2300/—	2500/—

续表 5-5

项目	推荐摄入量(适宜摄入量)/可耐受最高摄入量		14~17 岁
	18~49 岁		
铁/(mg/d)	男：12/42	女：20/42	男：16 女：18 /40
碘/(μg/d)	120/600		**120/500**
锌/(mg/d)	男：12.5/40	女：7.5/40	男：11.5 女：8.5 /35
硒/(μg/d)	60/400		60/350
铜/(mg/d)	0.8/8		0.8/7
氟/(mg/d)	(1.5)/3.5		(1.5)/3.1
铬/(μg/d)	(30)/—		**(35)/—**
锰/(mg/d)	(4.5)/11		(4.5)/10
钼/(μg/d)	100/900		100/800
维生素 A/(μgRAE/d)	男：800/3000	女：700/3000	男：820 女：630/2700
维生素 D/(μg/d)	10/50		10/50
维生素 E/(mgα-TE/d)	(14)/—		(14)/600
维生素 K/(μg/d)	(80)/—		(75)/—
维生素 B_1/(mg/d)	男：1.4/—	女：1.2/—	男：1.6 女：1.3 /—
维生素 B_2/(mg/d)	男：1.4/—	女：1.2/—	男：1.5 女：1.2 /—
维生素 B_6/(mg/d)	1.4/60		1.4/55
维生素 B_{12}/(μg/d)	2.4/—		2.4/—
泛酸/(mg/d)	(5.0)/—		(5.0)/—
叶酸/(μgDFE/d)	400/1000		400/900
烟酸/(mgNE/d)	男：15/35	女：12/35	男：16 女：13 /30
胆碱/(mg/d)	男：(500)/3000	女：(400)/3000	男：(500)女：(400)/2500
生物素/(μg/d)	(40)/—		(40)/—
维生素 C/(mg/d)	100/2000		100/1800

注："—"表示未制定。摘自《中国居民膳食营养素参考摄入量(2013 版)》。

中学生合理膳食，第一，多吃谷类，以供给充足的能量；第二，保证足量的鱼、禽、蛋、奶、豆类和新鲜蔬菜水果的摄入；第三，膳食营养平衡，鼓励参加体力活动，避免盲目节食。

2400 kcal 及 2600 kcal 能量水平的平衡膳食模式和食物量见下图。

2400 kcal 能量水平的平衡膳食模式和食物量

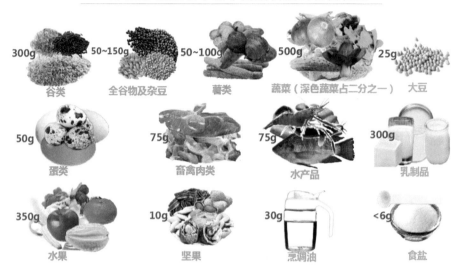

300g 谷类	50~150g 全谷物及杂豆	50~100g 薯类	500g 蔬菜(深色蔬菜占二分之一) 25g 大豆
50g 蛋类	75g 畜禽肉类	75g 水产品	300g 乳制品
350g 水果	10g 坚果	30g 烹调油	<6g 食盐

2600 kcal 能量水平的平衡膳食模式和食物量

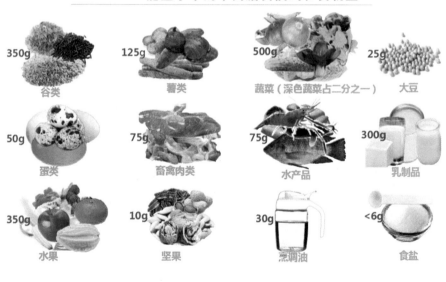

350g 谷类	125g 薯类	500g 蔬菜(深色蔬菜占二分之一)	25g 大豆
50g 蛋类	75g 畜禽肉类	75g 水产品	300g 乳制品
350g 水果	10g 坚果	30g 烹调油	<6g 食盐

(任国峰)

08 寄宿中学饮食营养管理

作为一种办学模式，寄宿制学校教育最大的特色是培养孩子尽早地独立，融入社会，融入集体的适应能力。2019 年 4 月 1 日起施行的《学校食品安全与营养健康管理规定》，要求学校集中用餐实行预防为主、全程监控、属地管理、学校落实的原则，建立教育、食品安全监督管理、卫生健康等部门分工负责的工作机制。寄宿中学应当配备专（兼）职食品安全管理人员和营养健康管理人员，建立集中用餐信息公开制度，针对学生营养健康需求，引导学生科学营养用餐等。

中学生身体活动水平每日膳食能量需要量及产能营养素参考摄入量见表 5-2；其他营养素每日膳食参考摄入量见表 5-3。2800 kcal 能量水平的平衡膳食模式和食物量见下图。

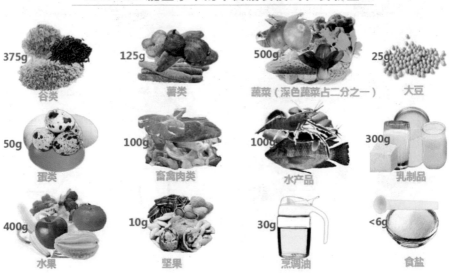

2800 kcal 能量水平的平衡膳食模式和食物量

3000 kcal 能量水平的平衡膳食模式和食物量见下图。

3000 kcal 能量水平的平衡膳食模式和食物量

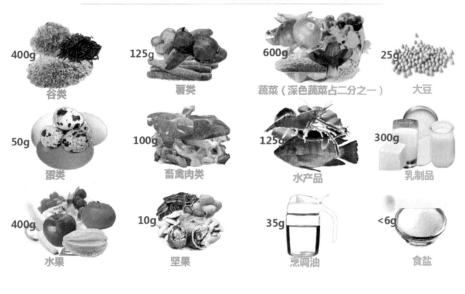

400g 谷类

125g 薯类

600g 蔬菜（深色蔬菜占二分之一）

25g 大豆

50g 蛋类

100g 畜禽肉类

125g 水产品

300g 乳制品

400g 水果

10g 坚果

35g 烹调油

<6g 食盐

（任国峰）

09　大学生的饮食指导

《"健康中国 2030"规划纲要》指出，实现国民健康长寿，是国家富强、民族振兴的重要标志，也是全国各族人民的共同愿望。大学生是社会新技术、新思想的前沿群体，是开拓性地建设与创造的主力军，是推动社会进步的栋梁。

大学生一日膳食能量水平的平衡膳食模式和食物量可根据自身的能量评估结果选择。一日 2400 kcal 能量需要量编制的食谱并按食物可食部用量进行计算，结果参见表 5-6。

表5-6 2400 kcal 能量需要量编制的食谱

餐别	食物名称		可食部用量/g	能量/kcal	蛋白质/g	脂肪/g	碳水化合物/g（含膳食纤维）
早餐	肉包子	标准粉	100	344	11.2	1.5	73.6
		猪瘦肉	30	42.9	6.1	1.9	0.5
	玉米棒	玉米	100	106	4	1.2	22.8
	酸奶	酸奶	200	144	5	5.4	18.6
	水果	苹果	150	78	0.3	0.3	20.3
合计			580	714.9	26.6	10.3	135.8
中餐	米饭	大米	150	519	11.1	1.2	115.8
	青椒肉丝	青椒	100	23	1.4	0.3	5.8
		猪肉	50	197.5	6.6	18.5	1.2
		色拉油	10	89.8	—	10	—
	番茄蛋花汤	番茄	100	18.4	0.9	0.2	3.4
		鸡蛋	50	72	6.7	4.4	1.4
		色拉油	5	44.9	—	5	—
	水果	梨子	200	88	0.8	0.4	26.6
合计			665	1052.6	27.5	40	154.2
晚餐	米饭	大米	100	346	7.4	0.8	77.9
	鲫鱼豆腐汤	鲫鱼	75	81	12.8	2	2.9
		豆腐	100	81	8.1	3.7	4.2
		色拉油	10	89.8	—	10	—
	剁椒炒芽白	红椒	50	11	0.5	0.1	2.7
		芽白	250	52.5	4.3	0.5	9.3
		色拉油	5	44.9	—	5	—
	零食	核桃	10	62.7	1.5	5.9	1.9
合计			600	768.4	34.6	28	98.9
总计			1845	2517.2	88.7	78.3	388.9

该食谱可提供能量 2517.2 kcal，蛋白质 88.7 g(其中优质蛋白质占 50% 以上)，脂肪 78.3 g，碳水化合物 388.9。能量和各营养素均能满足推荐摄入量要求，三餐能量比均符合要求。

(让蔚清)

10 供餐单位饮食营养管理

谈到供餐单位饮食营养管理，首先从《中华人民共和国食品安全法》对食品安全的定义说起，"食品安全指食品无毒、无害，符合应当有的营养要求，对人体健康不造成任何急性、亚急性或者慢性危害"。这里的食品安全，在强调食物不得含有导致人体健康问题的有毒、有害物质的同时，还应符合应当有的营养要求。这就不难理解《学校食品安全与营养健康管理规定》中明确学校食品安全实行校长(园长)负责制，学校应当配备专(兼)职食品安全管理人员和营养健康管理人员，建立集中用餐信息公开制度，针对学生营养健康需求，引导学生科学营养用餐等。而作为供餐单位饮食营养管理就是要从食品安全做起。

遵循《中华人民共和国食品安全法实施条例》规定，第一，供餐单位要建立食品安全追溯体系，依照

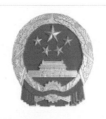

食品安全法的规定如实记录并保存进货查验、出厂检验、食品销售等信息，保证食品可追溯。第二，主要负责人对本单位的食品安全工作全面负责，建立并落实本单位的食品安全责任制，加强供货者管理、进货查验和出厂检验、生产经营过程控制、食品安全自查等工作，同时加强对食品安全管理人员的培训和考核工作。第三，食品安全管理人员应当掌握与其岗位相应的食品安全法律、法规、标准和专业知识，具备食品安全管理能力，协助单位主要负责人做好食品安全管理工作。第四，委托餐具饮具集中消毒服务单位提供清洗消毒服务的，应当查验、留存餐具饮具集中消毒服务单位的营业执照复印件和消毒合格证明；保存期限不得少于消毒餐具饮具使用期限到期后6个月。第五，执行原料控制、餐具饮具清洗消毒、食品留样等制度，定期对食品安全状况进行检查

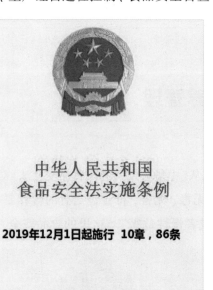

评价。第六，生产经营条件发生变化，不再符合食品安全要求的，立即采取整改措施；有发生食品安全事故潜在风险的，应当立即停止食品生产经营活动，并向所在地县级人民政府食品安全监督管理部门报告。第七，承包经营集中用餐单位食堂的，应当依法取得食品经营许可，并对食堂的食品安全负责。第八，对变质、超过保质期或者回收的食品进行显著标示或者单独存放在有明确标志的场所，及时采取无害化处理、销毁等措施并如实记录。

（让蔚清）

六

疾病营养篇

01 特殊医学用途配方食品

在介绍特殊医学用途配方食品前，首先简单介绍医院病人的膳食。病人膳食是根据人体的基本营养需要和各种疾病的治疗需要而制订的，主要分为基本膳食、治疗膳食、诊断和代谢膳食三类。基本膳食与一般健康人日常膳食基本相同，膳食结构、能量与各种营养素和餐次均应遵守平衡膳食的原则，使能量及营养素数量和质量达到合理营养的要求。基本膳食由普通膳食、软食、半流质膳食和流质膳食组成。普通膳食简称普食，膳食接近正常人饮食，膳食结构符合平衡膳食的原则；软食与普通膳食比较，具有质地软、

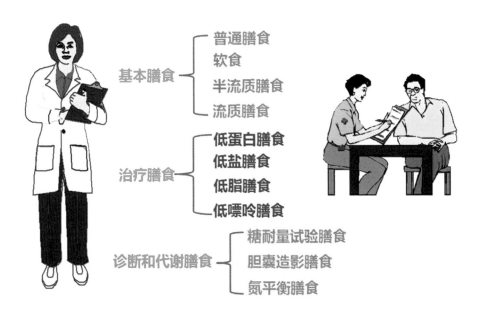

易咀嚼、少渣、易消化的特点；半流质膳食比较稀软，呈半流体状态，易于咀嚼和消化；流质膳食呈液体状态，在口腔内能融化为液体，由于流质膳食为一种不平衡膳食，因此不宜长期食用。治疗膳食是根据不同的病理与生理状

况，调整病人膳食的营养成分和性状，治疗或辅助治疗疾病、促进病人康复的膳食。诊断膳食是通过调整膳食成分的方法协助临床诊断；代谢膳食是用于诊断疾病、观察疗效或研究机体反应等的一种严格称重膳食。

特殊医学用途配方食品简称特医食品，是指为了满足进食受限、消化吸收障碍、代谢紊乱或特定疾病状态人群对营养素或膳食的特殊需要，专门加工配制而成的配方食品。该类食品必须在医生或者临床营养师指导下，单独食用或者与其他食品配合食用。

根据不同临床需求和适用人群，《食品安全国家标准　特殊医学用途配方食品通则》(GB 29922—2013)将特殊医学用途配方食品分为三类，即全营养配方食品、特定全营养配方食品和非全营养配方食品。

全营养配方食品：可作为单一营养来源满足目标人群营养需求的特殊医学用途配方食品。根据能量和营养素含量分为适用于 1～10 岁、10 岁以上人群的全营养配方食品。

特定全营养配方食品：可作为单一营养来源能够满足目标人群在特定疾病或医学状况下营养需求的特殊医学用途配方食品。常见特定全营养配方食品包括：糖尿病全营养配方食品；呼吸系统疾病全营养配方食品；肾病全营养配方食品；肿瘤全营养配方食品；肝病全营养配方食品；肌肉衰减综合征全营养配

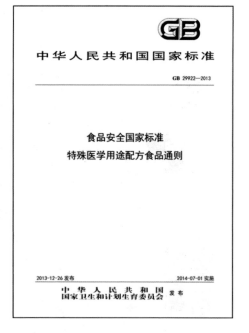

方食品；创伤、感染、手术及其他应激状态全营养配方食品；炎性肠病全营养配方食品；食物蛋白过敏全营养配方食品；难治性癫痫全营养配方食品；胃肠道吸收障碍、胰腺炎全营养配方食品；脂肪酸代谢异常全营养配方食品；肥胖、减脂手术全营养配方食品。

非全营养配方食品：可满足目标人群部分营养需求的特殊医学用途配方

食品，不适用于作为单一营养来源。常见的非全营养配方食品主要包括营养素组件、电解质配方、增稠组件、流质配方和氨基酸代谢障碍配方等，需要与其他食品配合使用。

《中华人民共和国食品安全法实施条例》规定，特殊医学用途配方食品生产企业应当按照食品安全国家标准规定的检验项目对出厂产品实施逐批检验；特殊医学用途配方食品中的特定全营养配方食品应当通过医疗机构或者药品零售企业向消费者销售；医疗机构、药品零售企业销售特定全营养配方食品的，不需要取得食品经营许可，但是应当遵守食品安全法和本条例关于食品销售的规定；特殊医学用途配方食品中的特定全营养配方食品广告按照处方药广告管理，其他类别的特殊医学用途配方食品广告按照非处方药广告管理。

（唐细良）

02　腹泻的营养策略

腹泻是指排便次数明显超过平日习惯的频率，粪质稀薄，水分增加，每日排便量超过 200 g，含未消化食物或脓血、黏液。临床上根据病程长短分急性和慢性腹泻两类。

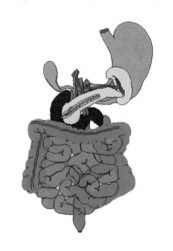

急性腹泻：急性腹泻发病急剧，病程在 2~3 周之内，大多为细菌或病毒感染、饮食不当、食物中毒、食物过敏等造成。急性发作时，应暂时禁食使肠道休息，让肠道得到充分的休息，在未明确病因之前，采取对症治疗，必要时，由静脉输液，补充水、电解质和能量，以防失水过多而脱水。略有好转后，逐渐增加清淡、易消化的流质膳食，补充损失的营养素和减少对肠道产生的机械性和化学性的刺激，如米汤、藕粉、薄面汤等无刺激性的淀粉食物，用少许盐调味，每次 200 mL 左右；少量多餐。禁食：粗粮、加工粗糙的米和面；生的蔬菜、水果；多纤维易胀气的蔬菜，如韭菜、芹菜、榨菜等；坚硬不易消化的肉类，如腌肉、熏肉、火腿、香肠等；油炸及脂肪过多的食品；辛辣调味品，如辣椒、咖喱、胡椒、芥末等。可适当选用果汁、蔬菜汁以补充维生素。症状缓解后，可采用低油脂、细软、易消化的清淡少渣半流质膳食，如大米粥、面条、鸡肉粥等；当腹泻基本停止后，可由软食逐步过渡到普通膳食。供流质膳食选择的食物参见下图。

供流质膳食选择的食物

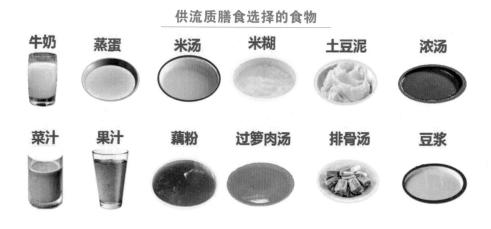

慢性腹泻：腹泻反复发作在 2 个月以上，发病原因复杂，可为感染性或非感染性因素所致。营养策略：第一，在平衡膳食的基本原则下，适当增加蛋白质及能量供给，每日摄入蛋白质 100 g 左右。为降低胃肠负担，减少刺激，避免腹泻加重，脂肪供给包括食物及烹调用油每日总量控制在 40 g 左右。第二，烹调方式以蒸、煮、炖、烩等为主，禁用油炸、爆炒等烹调方式。第三，限制高纤维食物的摄入，若腹泻严重或者状况一直未改善者，应及时就医。慢性腹泻一日食物量及能量、蛋白质、脂肪、碳水化合物含量举例参见下图。

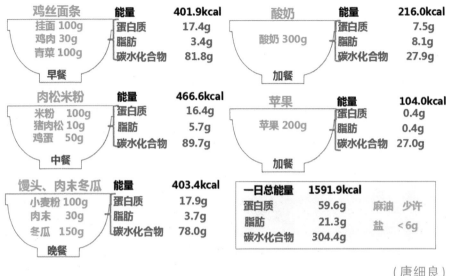

慢性腹泻一日食物量及能量、蛋白质、脂肪、碳水化合物含量

鸡丝面条		能量	401.9kcal
挂面 100g		蛋白质	17.4g
鸡肉 30g		脂肪	3.4g
青菜 100g		碳水化合物	81.8g
早餐			

酸奶		能量	216.0kcal
酸奶 300g		蛋白质	7.5g
		脂肪	8.1g
		碳水化合物	27.9g
加餐			

肉松米粉		能量	466.6kcal
米粉 100g		蛋白质	16.4g
猪肉松 10g		脂肪	5.7g
鸡蛋 50g		碳水化合物	89.7g
中餐			

苹果		能量	104.0kcal
苹果 200g		蛋白质	0.4g
		脂肪	0.4g
		碳水化合物	27.0g
加餐			

馒头、肉末冬瓜		能量	403.4kcal
小麦粉 100g		蛋白质	17.9g
肉末 30g		脂肪	3.7g
冬瓜 150g		碳水化合物	78.0g
晚餐			

一日总能量	1591.9kcal		
蛋白质	59.6g	麻油	少许
脂肪	21.3g	盐	<6g
碳水化合物	304.4g		

（唐细良）

03 炎性肠病患者的营养策略

肠道分为小肠和大肠，食物的消化和吸收主要在小肠内进行，而浓缩食物残渣并形成粪便，通过直肠经肛门排出体外是大肠的主要功能。炎性肠道疾病是一种特殊的慢性肠道疾病，主要包括克罗恩病和溃疡性结肠炎；其病因尚未完全明确，与环境、遗传、感染和免疫等多种因素有关，多数呈现反复发作的慢性过程。患者通常出现反复的腹痛、腹泻、黏液血便，引起食欲下降、进食减少，肠道对食物的消化利用程度降低，损害机体的营养状态，从而发生营养不良，甚至出现各种并发症，如视物模糊、关节疼痛等，情况严重者则需要进行手术治疗。

炎性肠病患者因肠道消化吸收功能障碍，加上肠道炎症或服用的药物可能造成食欲不佳，常伴不同程度的营养不良，因此，营养支持对症状缓解及促进愈合有着重要的作用。营养策略是保证足够的能量及各种营养素，提供高能量、优质蛋白质、多种维生素、易消化吸收又无刺激性的膳食，如鱼汤、蒸鸡蛋等清淡少油无渣食物；对有腹部绞痛、腹泻的患者，应减少含纤维素的食物，如茎、叶类蔬菜；不用胀气食物如黄豆、葱头、粗粮、牛奶和乳制品及带刺激性的调味品如辣椒、芥末等；烹调方法不用油炸与煎、烤，而采用蒸、煮、烩、炖等。供半流质膳食选择的食物参见下图。

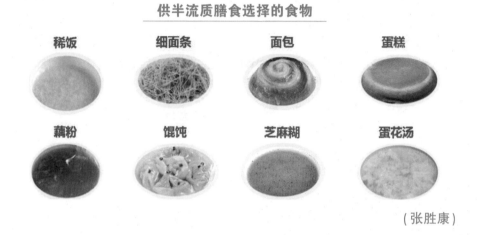

供半流质膳食选择的食物

稀饭　　　　　细面条　　　　　面包　　　　　蛋糕

藕粉　　　　　馄饨　　　　　芝麻糊　　　　　蛋花汤

（张胜康）

04　胃炎患者的营养策略

胃是人体重要的消化器官之一，位于左上腹，上连食管，下接十二指肠，胃的形态可受体形、体位、性别以及充盈状态的影响，胃在完全空虚时略呈管状，容量约为 50 mL，在高度充盈状态下呈囊状，容量可达 2 L，其主要功能是容纳、消化食物和分泌胃酸。胃炎是最常见的胃部疾病，按临床发病的缓急，一般可分为急性和慢性胃炎两大类型。

急性胃炎：起病较急，临床症状轻重不一，最常见的为急性单纯性胃炎，主要表现为上腹痛、腹胀、嗳气、食欲减退、恶心、呕吐等；急性糜烂出血性胃炎可有呕血和黑便；急性化脓性胃炎则以全身败血症和急性腹膜炎为主要临床表现；急性腐蚀性胃炎症状最为明显，表现为吞服腐蚀剂后口腔、咽喉、胸骨后、上腹部剧痛，伴恶心呕吐，甚至呕血，唇、口腔、咽喉黏膜可产生颜色不同的灼痂。急性期，腹痛和呕吐剧烈者暂时禁食，根据个体状况由静脉补充足够的水、电解质和能量，由于失水多，应鼓励患者少量多次饮水，每次约 100 mL，以缓解脱水现象和加速毒素排泄；急性缓解期，以清流和半流质饮食为主，如米汤、藕粉、果汁等，忌肉汤、肉羹、甜食、刺激性汤羹，逐步过渡到易消化少渣软食、普食；禁用杂粮、高纤维蔬菜、刺激性调味品、烟酒及含酒精饮料、产气饮料等；少食多餐，尽量减少胃的负担，使胃得到充分休息。流质膳食食物量及能量、蛋白质、脂肪、碳水化合物含量举例参见下图。

流质膳食食物量及能量、蛋白质、脂肪、碳水化合物含量

藕粉蛋花汤
藕粉 20g
鸡蛋 50g
白糖 10g
早餐

能量	186.4kcal
蛋白质	6.9g
脂肪	4.4g
碳水化合物	30.0g

豆腐脑
200g
加餐

能量	30.0kcal
蛋白质	3.8g
脂肪	1.6g
碳水化合物	0 g

薄面汤
小麦粉 75g
肉泥 40g
中餐

能量	315.2kcal
蛋白质	16.5g
脂肪	3.6g
碳水化合物	55.8g

枣泥汤
鲜红枣泥 50g
白糖 10g
加餐

能量	101.0kcal
蛋白质	0.6g
脂肪	0.2g
碳水化合物	15.3g

米粥
大米 50g
鱼泥 50g
青菜 100g
晚餐

能量	234.0kcal
蛋白质	13.5g
脂肪	2.0g
碳水化合物	43.7g

苹果汁
苹果 200g
加餐

能量	104.0kcal
蛋白质	0.5g
脂肪	0.4g
碳水化合物	27.0g

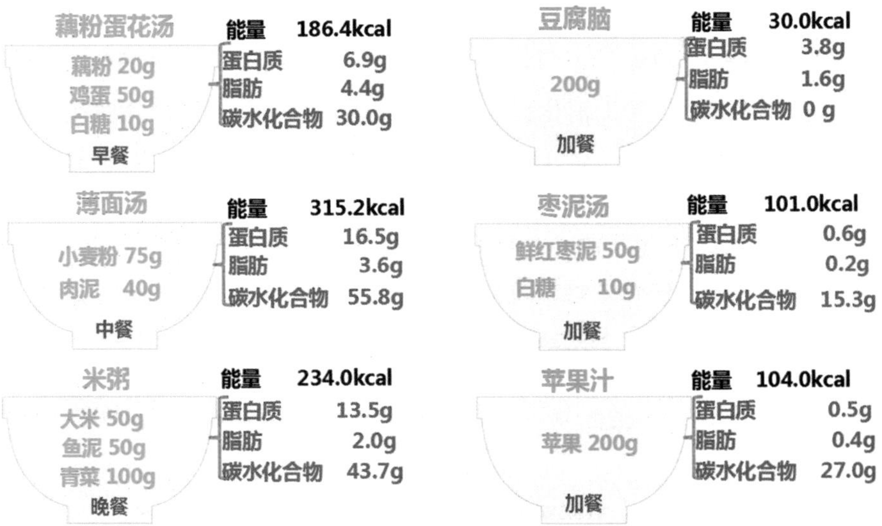

慢性胃炎：是由不同病因引起的各种慢性胃黏膜炎性病变；急性胃炎后，可因幽门螺杆菌、病毒或其毒素感染，使胃黏膜病变经久不愈发展为慢性浅表性胃炎，大部分可逆转，少部分转为慢性萎缩性胃炎，并随年龄逐渐加重，但轻症亦可逆转。因此，对慢性胃炎治疗应及早从慢性浅表性胃炎开始，对慢性萎缩性胃炎也应坚持治疗。

慢性胃炎的营养策略是通过限制对胃黏膜有强烈刺激的饮食，并利用饮

食以减少或增加胃酸分泌，调节胃功能，促进炎症的消除：①细嚼慢咽，尽量减少胃部负担与发挥唾液的功能；唾液中有黏蛋白、氨基酸和淀粉酶等能帮助消化；溶菌酶有杀菌的能力，阻止口腔细菌大量繁殖，还可中和胃酸，降低胃酸的浓度。②温和、少刺激，去除对胃黏膜产生不良刺激的因素，创造胃黏膜修复的条件，食物要做得细、碎、软、烂；烹调方法多采用蒸、煮、炖、烩与煨等；当并发肠炎时，食谱中不用能引起胀气和含粗纤维较多的食物，如蔗糖、豆类和生硬的蔬菜和水果；避免生冷酸辣食品，忌吃油炸食品及未发酵食品。③少量多餐，每餐勿饱食，以免增加胃部负担；用干稀搭配的加餐办法，解决摄入能量的不足，如牛乳 1 杯、饼干 2 片、煮蛋 1 个。④增加营养，注意多给优质蛋白质和含维生素、矿物质丰富的食物。⑤保持酸碱、水平衡；浅表性胃炎胃酸分泌过多时，可多用鲜牛奶、豆浆、带碱的馒头干或涂黄油的烤面包以中和胃酸；萎缩性胃炎胃酸少时，可给予富含含氮浸出物的浓缩肉汤、鸡汤、鱼汤以及带酸味的水果或果汁、带香味的调味品等，以刺激胃液的分泌，帮助消化；当慢性胃炎伴有呕吐和腹泻等急性症状时，应大量补给液体，使胃部充分休息。一日少渣低脂饮食食物量及能量、蛋白质、脂肪、碳水化合物含量举例参见下图。

一日少渣低脂饮食食物量及能量、蛋白质、脂肪、碳水化合物含量

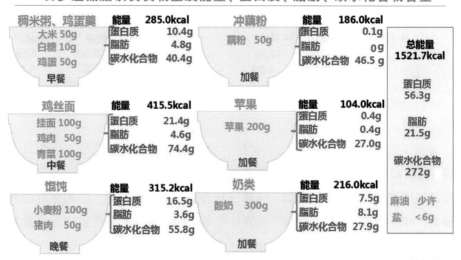

（谢长俊）

05 肝炎患者的营养策略

　　肝脏是人体最大的内脏器官，在代谢、胆汁生成、解毒、凝血、免疫、能量产生及水与电解质的调节中起着非常重要的作用。肝炎通常由病毒、细菌、寄生虫、化学毒物、药物、酒精、自身免疫因素等多种因素导致肝脏细胞破坏，肝脏功能受损，引起食欲减退、腹胀、厌油腻食物、恶心、呕吐、易疲倦，部分患者巩膜或皮肤黄染，发热，肝区隐痛、肝大、触痛、蜘蛛痣和肝掌，重型肝炎可见腹水、少尿、出血倾向、意识障碍、昏迷等一系列症状，以及肝功能指标的异常。根据病程长短可分为急性肝炎和慢性肝炎。

　　患者的营养策略可从几个方面考虑：①充足的能量，既可补足患病的消耗，又可减少蛋白质的消耗，有利于组织蛋白质的合成，增强机体的抵抗力，促进康复，但能量供给以满足机体需求为度，过多或过少的能量摄入对肝炎患者都是不利的。②摄入足量优质的蛋白质，如有血氨增高者，则应限制蛋白质的摄入量；蛋白质应占总能量的16%左右。③碳水化合物补充要充足但不能过量，应占总能量的60%～65%。④过分限制脂肪的摄入对疾病的恢复是不利的，每日供应量40～50 g或占总能量的20%左右为宜，同时还应根据病情做适当地调整，"忌油"不可取，在急性期患者大多厌油，供给量要少些；在恢复期，患者的肝功能趋向正常，食欲好转，脂肪供给量可适当增加。⑤保证富含维生素和矿物质的食物摄入，必要时，用维生素制剂来补充。⑥水分在体内有稀释胆汁、促进代谢废物排出等作用，膳食纤维可刺激胆汁分泌、增强肠蠕动、有利于代谢废物排出，供应充足的水和膳食纤维，能促进肝功能的恢复。⑦禁饮用酒类饮料，避免油炸、刺激性、霉变等食物。急性肝炎缓解期一日食谱举例参见表6-1；慢性肝炎一日食谱（食盐限制在6 g以内）举例参见表6-2。

表6-1 急性肝炎缓解期一日食谱举例

餐别	食物名称		可食部用量/g	能量/kcal	蛋白质/g	脂肪/g	碳水化合物/g（含膳食纤维）
早餐	小米粥	小米	50	179	4.5	1.6	37.6
	煮鸡蛋	鸡蛋	50	72	6.7	4.4	1.4
	拍黄瓜	黄瓜	100	15	0.8	0.2	2.9
加餐	乳品	牛奶	150	81	4.5	4.8	5.1
合计			350	347	16.5	11	47
中餐	软米饭	大米	100	346	7.4	0.8	77.9
	冬瓜烩鸡肉	冬瓜	150	16.5	12.6	0.3	3.9
		鸡肉	50	83.5	9.7	4.7	0.7
		色拉油	5	44.9	—	5	—
	清炒豆芽	豆芽	150	27	3.2	0.2	4.4
		色拉油	5	44.9	—	5	—
加餐	水果	梨	100	44	0.4	0.2	13.3
合计			560	606.8	33.3	16.2	100.2
晚餐	青菜虾仁面片	小麦粉	100	344	11.2	1.5	73.6
		菠菜	100	24	2.6	0.3	4.5
		基围虾	50	50.5	9.1	0.7	2
		色拉油	10	89.8	—	10	—
零食	乳品	酸奶	150	108	3.8	0.3	14
合计			410	616.3	26.7	12.8	94.1
总计			1320	1570.1	76.5	40	241.3

表6-2 慢性肝炎一日食谱举例

餐别	食物名称		可食部用量/g	能量/kcal	蛋白质/g	脂肪/g	碳水化合物/g（含膳食纤维）
早餐	花卷	小麦粉	100	344	11.2	1.5	73.6
	红豆粥	红豆	10	30.9	2	0.1	6.3
		大米	30	103.8	2.2	0.2	23.4
	煮鸡蛋	鸡蛋	50	72	6.7	4.4	1.4
加餐	水果	苹果	150	78	0.3	0.3	20.3
合计			340	628.7	22.4	6.5	125
中餐	米饭	大米	150	519	11.1	1.2	116.9
	炒三丝	胡萝卜	50	18.5	0.5	0.1	4.4
		马铃薯	50	38	1	0.1	8.6
		青椒	30	6.9	0.4	0.1	1.7
		色拉油	10	89.8	—	10	—
	鲫鱼豆腐	鲫鱼	100	108	17.1	2.7	3.8
		豆腐	50	40.5	4.1	1.9	2.1
		色拉油	5	44.9	—	5	—
加餐	豆制品	豆腐脑	150	22.5	2.9	1.2	0
合计			595	888.1	37.1	22.3	137.5
晚餐	米饭	大米	100	346	7.4	0.8	77.9
	包菜粉丝	包菜	100	22	1.5	0.2	4.6
		粉丝	50	167.5	0.4	0.1	41.9
		色拉油	10	89.8	—	10	—
	山药木耳炒肉	山药	50	28	1	0.1	6.2
		木耳	30	6.3	0.5	0.1	1.8
		猪瘦肉	30	42.9	6.1	1.9	0.5
		色拉油	5	44.9	—	5	—
零食	水果	猕猴桃	100	56	0.8	0.6	14.5
合计			475	803.4	17.7	18.8	147.4
总计			**1410**	**2320.2**	**77.2**	**47.6**	**409.9**

（张胜康）

06 胰腺炎患者的营养策略

胰腺是人体重要的消化器官，分泌的胰液中含有碳酸氢钠、胰蛋白酶原、脂肪酶、淀粉酶等，是食物消化过程中不可缺少的物质；中和胃酸，消化碳水化合物、蛋白质、脂肪是其主要功能。酗酒、创伤、胆道疾病、暴饮暴食等是导致胰腺炎发生的重要因素；主要表现为腹痛、腹胀、恶心、呕吐、发热等；可分为急性胰腺炎和慢性胰腺炎。

胰腺炎患者的营养策略是通过提供适当的营养素，避免刺激胰腺和胆囊分泌，以减轻胰腺的负担而缓解疼痛，纠正水、电解质失衡，避免病情加重或复发，从而促进受损胰腺组织的修复。

急性胰腺炎：急性期应完全禁食，采取肠外营养支持，一般应在疼痛、发热消失后才取消禁食；腹痛消失后，可开始进低脂流质，脂肪每日摄入量在 30 g 以下，每日 5～6 餐，如米汤、藕粉、豆酱、果汁等；病情进一步好转后，可先给清淡半流质饮食，再给予高营养易消化吸收的蛋白质；恢复期仍要以少食多餐为原则，每餐以不饱为宜，忌饮酒及暴饮暴食。急性胰腺炎恢复期一日食谱（食盐限制在 6 g 以内）举例参见表 6-3。

表 6-3　急性胰腺炎恢复期一日食谱

餐别	食物名称		可食部用量/g	能量/kcal	蛋白质/g	脂肪/g	碳水化合物/g（含膳食纤维）
早餐	山药枸杞粥	大米	75	259.5	5.6	0.6	58.4
		山药	150	84	2.9	0.3	18.6
		枸杞	5	12.9	0.7	0.1	3.2
		白糖	10	40	—	—	10
	鸡蛋羹	鸡蛋	50	72	6.7	4.4	1.4

続表 6-3

餐别	食物名称		可食部用量/g	能量/kcal	蛋白质/g	脂肪/g	碳水化合物/g（含膳食纤维）
加餐	水果	苹果汁	250	130	0.5	0.5	33.8
合计			540	598.4	16.4	5.9	125.4
中餐	番茄黄鱼盖面	挂面	80	276.8	8.2	0.5	60.1
		番茄	250	47.5	2.3	0.5	10
		黄鱼	25	24.8	4.5	0.8	
		色拉油	5	44.9	—	5	—
加餐	乳品	酸奶	250	180	6.3	6.8	23.1
合计			610	574	21.3	13.6	93.2
晚餐	青菜肉末面片	小麦粉	80	275.2	9	1.2	58.9
		猪瘦肉	20	28.6	4.1	1.2	0.3
		青菜	100	7	1.3	0.2	2.8
		色拉油	5	44.9	—	5	—
	蒸南瓜	南瓜	150	33	1.1	0.2	8
合计			355	388.7	15.5	7.8	70
总计			**1505**	**1561.1**	**53.2**	**27.3**	**288.6**

慢性胰腺炎：急性发作期的膳食同急性胰腺炎；缓解期待腹痛等症状基本消失后，可给予无脂、高碳水化合物、高维生素、少渣的饮食，少食多餐；病情稳定后，可增加饮食量，蛋白质摄入量 50~70 g/d，脂肪摄入量由 30 g/d 逐步增至 40~50 g/d，碳水化合物摄入量 300 g/d 以上，充足维生素和矿物质。要求患者戒酒和切忌暴饮暴食，忌用辛辣食物和刺激性的调味品，以避免复发。注意休息，避免劳累，宜食用低脂、高糖类、优质蛋白质、高维生素和少渣的膳食，根据病情恢复情况，一般半年后才可从事轻便的工作。有腹痛或腹胀时，应及时复诊。慢性胰腺炎恢复期一日食谱（食盐限制在 6 g 以内）举例参见表 6-4。

表6-4　慢性胰腺炎恢复期一日食谱

餐别	食物名称		可食部用量/g	能量/kcal	蛋白质/g	脂肪/g	碳水化合物/g（含膳食纤维）
早餐	蔬菜小米粥	小米	50	179	4.5	1.6	37.6
		青菜	50	3.5	0.6	0.1	1.4
	煮鸡蛋	鸡蛋	50	72	6.7	4.4	1.4
加餐	冲藕粉	藕粉	50	186	0.1	—	46.5
合计			200	440.5	11.9	6.1	86.9
中餐	蔬菜饺子	小麦粉	100	344	11.2	1.5	73.6
		青菜	50	3.5	0.6	0.1	1.4
		香菇	50	9.5	1.1	0.2	2.6
		猪瘦肉	50	71.5	10.2	3.1	0.8
		芝麻油	5	44.9	—	5	—
加餐	水果	香蕉	250	227.5	3.5	0.5	55
合计			505	700.9	26.6	10.4	133.4
晚餐	紫菜虾仁鱼丸羹	小麦粉	80	275.2	9	1.2	58.9
		鱼肉	50	54	8.6	1.4	1.9
		基围虾	50	50.5	9.1	0.7	2
		紫菜	20	41.4	5.3	0.2	8.8
		色拉油	5	44.9	—	5	—
合计			205	466	32	8.5	71.6
总计			**910**	**1607.4**	**70.5**	**25**	**291.9**

（李慧珍）

07 结核病患者的营养策略

结核病是由结核杆菌感染引起的慢性传染病。人体感染结核菌后，不一定发病，可在组织内长期潜伏，当人体抵抗力降低时才导致发病，并可扩散至全身。结核病与营养关系非常密切：当营养不良时，人体免疫功能减弱，尤其是细胞免疫功能受损，易遭受结核杆菌的侵袭而发病；反过来，结核病是一种慢性消耗性疾病，容易导致机体营养不良，如长期服用抗结核药物，也容易导致营养失衡，全身各器官、组织如肺、肠、肝、淋巴、脑膜等发生结核，随病情轻重而不同，常有低热、乏力和盗汗等全身表现及咳嗽、咯血等呼吸系统表现。

休息、营养和药物治疗是结核病治疗中的三个不可缺少的环节，采取合适的营养策略可以减少药物治疗的毒副作用，加快结核病灶的钙化，提高免疫力，促进机体的康复：①由于结核病患者能量消耗大，建议每日摄入总能量 2500~3000 kcal。②给予足量的优质蛋白质，按每日 2.0~2.5 g/kg 体重供给，优质蛋白质应占总蛋白质的 50% 以上。③依据患者平时的食量补充主食，不必加以限制，且应鼓励尽量多进食，一般每日主食的摄入量为 350~450 g。④每日的脂肪供给量为 80 g 左右；但患肠结核的患者摄入脂肪过多，会加重腹泻，应给予低脂膳食，每日脂肪总量应低于 60 g，应避免过于油腻食物，以免影响食物的消化吸收。⑤膳食中除要增加牛奶、鸡蛋、瘦肉类、鱼类等食物外，还要多提供新鲜的蔬菜、水果、粗粮、豆类制品，做到食物多样化，以满足机体对各种营养素的需要及提供丰富的维生素和矿物质。⑥注意个人卫生和养成良好的饮食习惯。结核病患者一日食谱（食盐限制在 6 g 以内）举例参见表 6-5。

表6-5　结核病患者一日食谱

餐别	食物名称		可食部用量/g	能量/kcal	蛋白质/g	脂肪/g	碳水化合物/g（含膳食纤维）
早餐	包子	小麦粉	100	344	11.2	1.5	73.6
		猪瘦肉	30	42.9	6.1	1.9	0.5
	乳品	牛奶	250	135	7.5	8	8.5
	煮鸡蛋	鸡蛋	50	72	6.7	4.4	1.4
加餐	水果	香蕉	150	136.5	2.1	0.3	33
合计			580	730.4	33.6	16.1	117
中餐	米饭	大米	150	519	11.1	1.2	116.9
	香菇炖鸡	香菇	30	5.7	0.7	0.1	1.6
		鸡肉	150	250.5	29	14.4	2
	鱼香肉丝	猪瘦肉	50	71.5	10.2	3.1	0.8
		胡萝卜	50	18.5	0.5	0.1	4.4
		木耳	50	10.5	0.8	0.1	3
		色拉油	10	89.8	—	10	—
	炝生菜	生菜	200	30	2.8	0.8	4.1
加餐	水果	梨	150	66	0.6	0.3	20
合计			840	1061.5	55.7	30.1	152.8
晚餐	米饭	大米	150	519	11.1	1.2	116.9
	虾仁蒸鸡蛋	鸡蛋	50	72	6.7	4.4	1.4
		基围虾	40	40.4	7.3	0.6	1.6
	海带排骨汤	海带	100	12	1.2	0.1	2.1
		排骨	70	194.6	11.7	16.2	0.5
	油淋青菜	青菜	150	10.5	2	0.3	4.2
		色拉油	10	89.8	—	10	—
合计			570	938.3	40	32.8	126.7
总计			**1990**	**2730.0**	**129.3**	**79**	**396.5**

（唐细良）

08 肥胖患者的营养策略

肥胖是多因素引起体内脂肪堆积过多和(或)分布异常并达到危害健康程度的慢性代谢性疾病,是引起糖尿病、高血压、高脂血症、高尿酸血症、心脑血管病、脂肪肝、肿瘤等慢性疾病的重要危险因素。判定肥胖的标准和方法很多,身高标准体重法、体质指数法及腰围和腰臀比简单且易掌握。

身高标准体重法公式为:肥胖度(%)=[实际体重(kg)−身高标准体重(kg)]/身高标准体重(kg)×100%;肥胖度≥10%为超重,肥胖度20%~29%为轻度肥胖,肥胖度30%~49%为中度肥胖,肥胖度≥50%为重度肥胖。身高标准体重(kg)=身高(cm)−105。

体质指数(BMI)=体重(kg)/[身高(m)]²;我国成人BMI<18.5为消瘦,18.5~23.9为正常,24.0~27.9为超重,≥28.0为肥胖。

我国提出,男性腰围≥90 cm、女性腰围≥85 cm为成人中心型肥胖。

能量摄入大于能量消耗是肥胖的根本成因,合理膳食是控制体重和防治肥胖的营养策略:①控制总能量摄入,轻度肥胖的成年患者,一般在正常供给能量基础上按照每天少供能量125~150 kcal的标准来确定其一日三餐的能量供给,这样每月可以稳步减重0.5~1.0 kg;中度肥胖者,可每天减少150~500 kcal的能量供给;重度肥胖者,可每天减少500~1000 kcal的能量供给,每周减重0.5~1.0 kg;少数极度肥胖者可给予每天低于800 kcal的极低能量饮食进行短时间治疗,但需要进行密切的医学监测。②在总能量一定的前提下,供能比蛋白质占20%~25%,脂肪占20%~30%,碳水化合物占45%~50%;建议多摄入优质蛋白质,限制含嘌呤高的动物内脏,脂肪宜选用含单不饱和脂肪酸或多不饱和脂肪酸丰富的油脂和食物,碳水化合物应选用谷类及粗杂粮,如玉米面、燕麦、莜麦等,严格限制糖、巧克力、含糖饮料及零食;同时要保证维生素和矿物质的供应,以及增加膳食纤维的摄入;进食通常为三餐,鼓励少食多餐,三餐的食物能量可参照早餐27%、午餐49%、晚餐24%的比例分配。③每天安排体力活动的量和时间应按照减重目标来计算，需要消耗的能量部分，可采用增加体力活动和控制饮食相结合的方法，其中约50%由增加体力活动消耗能量来解决，另50%由减少饮食总能量和减少脂肪的摄入来实现。肥胖者一日食谱（食盐限制在6 g以内）举例参见表6-6。

表6-6　肥胖者一日食谱

餐别	食物名称		可食部用量/g	能量/kcal	蛋白质/g	脂肪/g	碳水化合物/g（含膳食纤维）
早餐	燕麦粥	燕麦	30	95.1	3.6	0.4	22.6
	煮鸡蛋	鸡蛋	50	72	6.7	4.4	1.4
	乳品	牛奶	250	135	7.5	8	8.5
加餐	水果	苹果	100	52	0.2	0.2	13.5
合计			430	354.1	18	13	46
中餐	杂粮饭	大米	70	242.2	5.2	0.6	54.5
		玉米	30	100.8	2.6	1.1	22.4
	香菇鸡肉杂蔬烩	香菇	50	9.5	1.1	0.2	2.6
		鸡肉	100	167	19.3	9.4	1.3
		胡萝卜	50	18.5	0.5	0.2	4.4
		生菜	150	22.5	2.1	0.6	3.2
		色拉油	10	89.8	—	10	—
加餐	水果	红枣	50	61	0.6	0.2	15.3
合计			510	711.3	31.4	22.2	103.7
晚餐	凉拌时蔬	番茄	50	9.5	0.5	0.1	2
		菊苣	50	8.5	0.7	0.1	1.7
		生菜	50	7.5	0.7	0.2	1.1
		金针菇	50	13	1.2	0.2	3
	蒸南瓜	南瓜	100	22	0.7	0.1	5.3
	煎鸡肉	鸡肉	50	83.5	9.7	4.7	0.7
		色拉油	10	89.8	—	10	—
合计			360	233.8	13.5	15.4	13.8
总计			1300	1299.2	62.9	50.6	163.5

（李慧珍）

09 糖尿病患者的营养策略

糖尿病是由于机体胰岛素分泌缺陷和(或)胰岛素作用缺陷所引起的一组以慢性血糖水平增高为特征的代谢性疾病。可分为 1 型糖尿病(因胰岛 B 细胞破坏，导致胰岛素分泌绝对缺乏所致)、2 型糖尿病(以胰岛素分泌不足为主伴胰岛素抵抗)、妊娠期糖尿病(一般在妊娠后发生，大部分在分娩后血糖恢复正常)以及其他类型糖尿病(某些内分泌、胰腺疾病、感染、药物及化学制剂引起)。

糖尿病的危险因素主要有遗传、肥胖、体力活动缺乏、生理、社会环境、营养等六大因素。防治糖尿病应采取健康教育、营养治疗、合理运动、药物治疗及自我监测等综合措施，其中饮食治疗是控制血糖最基本、最有效的治疗措施之一。糖尿病患者的营养策略是帮助患者制订营养计划和形成良好的饮食习惯，通过良好的营养供给改进患者的健康状况，减少急性和慢性并发症发生的危害：①糖尿病患者应接受个体化能量平衡计划，既达到或维持理想体重，又满足不同情况下的营养需求。成年糖尿病患者每日能量供给量参见表 6-7。②糖尿病患者必须摄入一定比例的碳水化合物，供给量以占总能量的 45%～60% 为宜，如碳水化合物的来源为低血糖生成指数食物，其供能比可达 60%。③限制糖尿病患者膳食脂肪摄入量，尤其是饱和脂肪酸；脂肪摄入量占总能量比较适合的比例为 25%～35%，超重或肥胖者不应超过 30%。④保证蛋白质的摄入量占总能量的 15%～20%，其中至少 30% 来自优质蛋白质。⑤维生素 C、维生素 E、β-胡萝卜素、部分 B 族维生素等应供给足够，注意调节维生素和矿物质的平衡。⑥血糖控制不佳的患者不应饮酒，血糖控制良好的患者在严格制定饮食计划的前提下，女性每天饮酒不超过 15 g，男性不超过 25 g。⑦合理分配餐次，至少一日三餐，尽量定时、定量，早、中、晚餐能量按 25%、40%、35% 的比例分配。糖尿病患者一日能量供给食谱举例参见表 6-8。

表6-7　成年糖尿病患者每日能量供给量(kcal/kg 体重)

体型	卧床	轻体力活动	中体力活动	重体力活动
消瘦	25～30	35	40	45～50
正常	20～25	30	35	40
肥胖	15	20～25	30	35

表6-8　糖尿病患者一日食谱

餐别	食物名称		可食部用量/g	能量/kcal	蛋白质/g	脂肪/g	碳水化合物/g(含膳食纤维)
早餐	窝窝头	玉米面	80	272.8	6.5	2.6	60.2
		黄豆粉	20	83.6	6.5	3.7	7.5
	乳品	牛奶	100	54	3	3.2	3.4
加餐	煮鸡蛋	鸡蛋	50	72	6.7	4.4	1.4
合计			250	482.4	22.7	13.9	72.5
中餐	杂粮米饭	大米	60	207.6	4.4	0.5	46.7
		燕麦	40	126.8	4.8	0.5	30.1
	茭白鸡丝	茭白	100	23	1.2	0.2	5.9
		鸡肉	100	167	19.3	9.4	1.3
		茶油	5	45	—	5	—
	炒生菜	生菜	200	30	2.8	0.8	4.2
		色拉油	5	45	—	5	—
加餐	水果	香蕉	100	91	1.4	0.2	22
合计			610	735.4	33.9	21.6	110.2
晚餐	杂粮米饭	大米	60	207.6	4.4	0.5	46.7
		燕麦	40	126.8	4.8	0.5	30.1
	虾仁豆腐	基围虾	100	101	18.2	1.4	3.9
		豆腐	100	81	8.1	3.7	4.2
		花生油	5	45	—	5	—
	炒青菜	青菜	200	14	2.6	0.4	5.6
		色拉油	5	45	—	5	—
合计			510	620.4	38.1	16.5	90.5
总计			1370	1838.2	94.7	52	273.2

表6-8食谱结果显示,一日总能量为1838 kcal,其中蛋白质(优质蛋白质约占67%)、脂肪、碳水化合物占总能量比值分别为20.6%、25.7%、53.7%,早、中、晚三餐能量分配分别为26%、40%、34%。下一步,可通过食物交换份法将食物进行交换,这样可以快速、简单地制定一周或更长时间糖尿病患者的食谱。

食物交换份是将食物按照来源、性质分成六大类,即谷薯类、蔬菜类、水果类、鱼肉类、豆类和乳类、油脂类,每个食物交换份为80~90 kcal能量,交换原则为同类食物之间可以互换,不同类别食物之间不能互换。不同能量治疗饮食交换份份额参见表6-9。

表6-9 不同能量治疗饮食交换份份额(份)

总能量/kcal	总交换	谷类	蔬菜类	鱼肉蛋类	水果类	乳类和豆类	油脂类
1000	12	6	1	2	0	2	1
1200	14.5	7	1	3	0	2	1.5
1400	16.5	9	1	3	0	2	1.5
1600	19	9	1	4	1	2	2
1800	21	11	1	4	1	2	2
2000	24	13	1.5	4.5	1	2	2
2200	26	15	1.5	4.5	1	2	2
2400	28.5	17	1.5	5	1	2	2

(张胜康)

10 心血管疾病患者的营养策略

　　人的心脏、动脉、毛细血管和静脉组成了一个密闭的管道系统，称为循环系统或心血管系统，所患疾病即心血管疾病；其中最主要、最常见的是冠状动脉粥样硬化造成心肌缺血、缺氧或坏死，称为冠心病。现已明确，吸烟、血脂异常（低密度脂蛋白胆固醇或总胆固醇高于正常，也可以是甘油三酯高于正常或高密度脂蛋白胆固醇低于正常）、超重和肥胖、高血压、糖尿病、精神压力、久坐少动的生活方式是冠心病的危险因素，而通过膳食或行为的改变可在一定程度上降低其危险性。

　　心血管疾病患者的营养策略应在平衡膳食的基础上：①限制总能量摄入，保持理想体重。②脂肪摄入以占总能量 20% ~ 25% 为宜；饱和脂肪酸摄入量应少于总能量的 10%，反式脂肪酸每天摄入应不超过 2 g，单不饱和脂肪酸摄取量不少于总能量的 10%，多不饱和脂肪酸摄入量占总能量的 10%，少吃富含胆固醇的食物。③蛋白质摄入量应占总能量的 15% 左右，提高植物蛋白质的摄入，如大豆及其制品；碳水化合物应占总能量的 60% 左右，限制单糖和双糖的摄入，少吃甜食，控制含糖饮料的摄入。④提倡多摄入含膳食纤维丰富的食物，如燕麦、玉米、蔬菜等。⑤为保证充足的维生素和微量元素，应多食用新鲜蔬菜和水果。⑥食盐摄入每天限制在 6 g 以内，忌酗酒；⑦适当多吃富含植物化学物的食品，如大豆、黑色和绿色食物、洋葱、香菇等。心血管疾病患者一日食谱（食盐限制在 6 g 以内）举例参见表 6-10。

表 6-10　心血管疾病患者一日食谱

餐别	食物名称		可食部用量/g	能量/kcal	蛋白质/g	脂肪/g	碳水化合物/g（含膳食纤维）
早餐	杂粮粥	小米	50	179	4.5	1.6	37.6
		黑米	20	66.6	1.9	0.5	14.4
	煮鸡蛋	蛋白	50	30	5.8	0.1	1.6
	西红柿	小番茄	50	9.5	0.5	0.1	2
	红枣	鲜枣	100	122	1.1	0.3	30.5
合计			270	407.1	13.8	2.6	86.1
中餐	米饭	大米	100	346	7.4	0.8	77.9
	洋葱木耳炒肉	洋葱	100	39	1.1	0.2	9
		木耳	30	6.3	0.5	0.1	1.8
		猪瘦肉	30	42.9	6.1	1.9	0.5
		茶油	10	89.9	—	10	—
	清蒸鲈鱼	鲈鱼	50	51.5	9.3	1.7	—
		大豆油	5	45		5	—
加餐	乳品	牛奶	250	135	7.5	8	8.5
合计			575	755.6	31.9	27.7	97.7
晚餐	杂粮饭	大米	60	207.6	4.4	0.5	46.7
		燕麦	40	126.8	4.8	0.5	30.1
	青椒鸡丝	青椒	30	6.9	4.2	0.1	1.7
		鸡肉	50	83.5	9.7	4.7	0.7
		大豆油	5	45	—	5	—
	芹菜香干	芹菜	100	20	1.2	0.2	4.5
		香干	50	75.5	7.6	3.9	2.6
		菜籽油	5	45	—	5	—
合计			340	610.3	31.9	19.3	86.3
总计			**1185**	**1773**	**77.6**	**49.6**	**270.1**

（刘敏）

11 痛风患者的营养策略

　　痛风是嘌呤代谢紊乱和(或)尿酸排泄障碍所致血尿酸增高,与遗传、疾病、饮食营养等因素相关的一组异质性疾病。高尿酸血症、痛风性急性关节炎反复发作、痛风石沉积、特征性慢性关节炎和关节畸形等为临床特点,常累及肾脏引起慢性肾炎和肾尿酸结石。尿酸是嘌呤代谢的终产物,主要由细胞代谢分解的核酸和其他嘌呤类化合物以及食物中的嘌呤分解产生。嘌呤经过氧化代谢产生的尿酸主要经肾脏和肠道排出,每天的尿酸产生量和排泄量应维持一定的平衡,生成过多或排泄过少均可使体内尿酸聚集,发生高尿酸血症或痛风。通过限制过量嘌呤的摄入可有效降低痛风患者血尿酸水平,减少痛风急性关节炎反复发作的次数及缓解疼痛。常见食物嘌呤含量参见表6-11。

表6-11　常见食物嘌呤含量(mg/100 g 食物)

嘌呤含量	食物类别	举　例
低 ＜25	谷类	精米、米粉、面条、通心粉、玉米
	蔬菜类	白菜、苋菜、芥蓝、芹菜、韭菜、苦瓜、小黄瓜、冬瓜、丝瓜、茄子、萝卜、青椒、洋葱、番茄、木耳
	根茎类	马铃薯、芋头
	油脂类	植物油、动物油
	水果类	各种水果
	其他	乳类及乳制品、蛋类、猪血、海参、海蜇皮

嘌呤含量	食物类别	举 例
中 25~150	畜禽类	猪肉、牛肉、羊肉、鸡肉、鹅肉
	鱼虾蟹类	草鱼、鲤鱼、鳝鱼、鳗鱼、乌贼、虾、螃蟹、鲍鱼、鱼丸、鳜鱼、枪鱼
	豆类	黄豆、豆芽、豆苗、绿豆、红豆、豆腐、豆干、豆浆
	蔬菜类	菠菜、枸杞、四季豆、豌豆、豇豆、龙须菜、茼蒿、海带、笋干、金针菇、银耳
	其他	花生、腰果、栗子、莲子、杏仁
高 150~1000	畜禽内脏	牛肝、牛肾、胰、脑
	鱼贝类	鲢鱼、白带鱼、乌鱼、鲨鱼、海鳗、沙丁鱼、凤尾鱼、草虾、牡蛎、蛤蜊、干贝、小鱼干、扁鱼干
	蔬菜类	芦笋、紫菜、香菇
	其他	肉汁、浓肉汁、鸡精、酵母粉

痛风患者的营养策略：①摄入总能量应较正常者低 10%~15%，可根据体力活动情况以每日每公斤体重 25~30 kcal 计算。②脂肪摄入量占总能量 20%~25%；蛋白质可按每公斤体重 0.8~1.0 g 计算，宜选用牛奶、鸡蛋及植物蛋白质。③高尿酸血症及痛风患者应限制含嘌呤食物的摄入；急性期每天严格限制嘌呤摄入量在 150 mg 以内，可选用低嘌呤含量的食物；缓解期可有限制地选用嘌呤含量中等的食物，自由摄取嘌呤含量低的食物。④多选用新鲜蔬菜增加多种微量元素、B 族维生素、维生素 C、膳食纤维的摄入，有利于尿酸盐的溶解和排泄；④每日饮水量应在 2000 mL 以上，为防止尿液浓缩，预防尿路结石，可在睡前或半夜适量饮水，以确保尿量。⑤严格限制饮酒。痛风患者一日食谱(食盐限制在 6 g 以内)举例参见表 6-12。

表6–12 痛风患者一日食谱

餐别	食物名称		可食部用量/g	能量/kcal	蛋白质/g	脂肪/g	碳水化合物/g（含膳食纤维）
早餐	蔬菜包	小麦粉	50	172	5.6	0.8	36.8
		包菜	50	11	0.8	0.1	2.3
	乳品	牛奶	250	135	7.5	8	8.5
	煮鸡蛋	鸡蛋	50	72	6.7	4.4	1.4
	水果	猕猴桃	50	28	0.4	0.3	7.3
合计			450	418	21	13.6	56.3
中餐	米饭	大米	100	346	7.4	0.8	77.9
	卤牛肉	牛肉	50	75.5	17.1	0.3	1.3
	清炒萝卜丝	萝卜	150	31.5	1.4	0.2	3.9
		色拉油	10	89.9	—	10	—
	炒生菜	生菜	150	22.5	2.1	0.6	3.2
		色拉油	5	45	—	5	—
加餐	水果	苹果	100	52	0.2	0.2	13.5
合计			565	662.4	28.2	17.1	99.8
晚餐	杂粮饭	大米	60	207.6	4.4	0.5	46.7
		燕麦	40	126.8	4.8	0.5	30.1
	番茄炒蛋	番茄	150	28.5	1.4	0.3	6
		鸡蛋	50	72	6.7	4.4	1.4
		色拉油	10	89.9	—	10	—
	烧冬瓜	冬瓜	150	16.5	12.6	0.3	3.9
		色拉油	5	45	—	5	—
合计			465	586.3	29.9	21	88.1
总计			**1480**	**1666.7**	**79.1**	**51.7**	**244.2**

注：该食谱嘌呤含量为 136.6 mg。

（唐雄略）

12 骨质疏松症患者的营养策略

骨质疏松症是由于多种原因导致的骨密度和骨质量下降，骨微结构破坏，造成骨脆性增加，主要表现为骨痛，尤以腰背痛最常见，严重者可出现身高缩短和驼背，发生骨折的全身性骨病。与骨质疏松症相关的营养主要涉及钙、磷、蛋白质、维生素 C、维生素 D 等营养素。在膳食营养平衡的基础上，通过补充钙、磷和维生素 D 等来有效地防止骨质疏松症的发生和发展是骨质疏松症患者的营养策略。每日钙、磷、维生素 D、维生素 C 膳食参考摄入量参见表 6-13。

表 6-13　每日钙、磷、维生素 D、维生素 C 膳食参考摄入量

人群	推荐摄入量 / 可耐受最高摄入量			
	钙/（mg/d）	磷/（mg/d）	维生素 D/（μg/d）	维生素 C/（mg/d）
0 岁～	200*/1000	100*/—	10*/20	40*/—
0.5 岁～	250*/1500	180*/—	10*/20	40*/—
1 岁～	600/1500	300/—	10/20	40/400
4 岁～	800/2000	350/—	10/30	50/600
7 岁～	1000/2000	470/—	10/45	65/1000
11 岁～	1200/2000	640/—	10/50	90/1400
14 岁～	1000/2000	710/—	10/50	100/1800
18 岁～	800/2000	720/3500	10/50	100/2000
50 岁～	1000/2000	720/3500	10/50	100/2000
65 岁～	1000/2000	700/3000	15/50	100/2000
80 岁～	1000/2000	670/3000	15/50	100/2000
孕妇（早）	800/2000	720/3500	10/50	100/2000
孕妇（中）	1000/2000	720/3500	10/50	115/2000
孕妇（晚）	1000/2000	720/3500	10/50	115/2000
乳母	1000/2000	720/3500	10/50	150/2000

注："*"表示适宜摄入量；"—"表示未制定。摘自《中国居民膳食营养素参考摄入量（2013版）》。

坚持营养平衡的膳食，养成积极运动的习惯，适当的户外活动以避免光照不足，是预防骨质疏松的根本。一日 2100 kcal 能量食谱（食盐限制在 6 g 以内）举例参见表 6-14。

表 6-14　一日 2100 kcal 能量食谱

餐别	食物名称		可食部用量/g	能量/kcal	蛋白质/g	脂肪/g	碳水化合物/g（含膳食纤维）
早餐	花卷	小麦粉	100	344	11.2	1.5	73.6
	乳品	牛奶	150	81	4.5	4.8	5.1
	煮鸡蛋	鸡蛋	50	72	6.7	4.4	1.4
	水果	猕猴桃	100	56	0.8	0.6	14.5
合计			400	553	23.2	11.3	94.6
中餐	米饭	大米	100	346	7.4	0.8	77.9
	青椒炒香干	香干	30	45.3	4.6	2.3	1.5
		青椒	150	34.5	2.1	0.5	8.7
		茶油	5	45	—	5	—
	海带炖排骨	海带	50	6	0.6	0.1	1.1
		排骨	100	278	16.7	23.1	0.7
	小炒青菜	生菜	200	30	2.8	0.8	4.1
		茶油	5	45	—	5	—
加餐	水果	苹果	150	78	0.3	0.3	20.3
合计			790	907.8	34.5	37.9	114.3
晚餐	米饭	大米	100	346	7.4	0.8	77.9
	清蒸鲈鱼	鲈鱼	80	84	14.9	2.7	—
		菜籽油	5	45	—	5	—
	醋熘藕片	藕	50	35	1	0.1	8.2
		菜籽油	5	45	—	5	—
	炒苋菜	红苋菜	100	31	2.8	0.4	5.9
		菜籽油	5	45	—	5	—
零食	乳品	牛奶	150	81	4.5	4.8	5.1
合计			495	712	30.6	23.8	97.1
总计			1685	2172.8	88.3	73	306

注：该食谱含钙 932.3 mg、磷 1206.8 mg、维生素 C 181.6 mg。

（唐寒梅）

13 尿毒症患者的营养策略

肾脏是人体的重要器官，通过尿的生成，排泄代谢产物、某些废物、毒物及调节水、电解质和酸碱平衡，分泌多种活性物质，维持机体内环境稳定，以保证机体的正常生理功能。临床上常见的肾脏疾病有不同类型的肾炎、急性肾衰竭、肾结石、肾囊肿等。尿毒症不是一个独立的疾病，而是各种晚期的肾脏病共有的临床综合征，是慢性肾功能衰竭进入终末阶段时患者出现氮质血症、水电解质的紊乱、酸碱平衡失调等临床综合征。

尿毒症患者蛋白质代谢产物不能经肾排出，含氮物质积蓄于血中，形成氮质血症；糖代谢异常主要表现为糖耐量减低；脂质代谢异常表现为高脂血症；维生素代谢紊乱常见血清维生素 A 水平增高、维生素 B_6 及叶酸缺乏等。尿毒症患者需要尽快开始肾脏替代治疗，即血液透析或腹膜透析。营养策略为：①供给足够能量以减少组织分解，提高蛋白质的利用率；每日供给 2000 ~ 3000 kcal 能量的食物，能量来源主要为碳水化合物，主食可采用低蛋白小麦淀粉、玉米淀粉、团粉、藕粉等。②透析前，根据患者状况每日供给蛋白质 0.4 ~ 0.8 g/kg 体重；透析后，维持性血液透析每日供给蛋白质 1.0 ~ 1.2 g/kg 体重，维持性腹膜透析每日供给蛋白质 1.2 ~ 1.5 g/kg 体重；为提高膳食中必需氨基酸水平，选用乳、蛋、鱼、禽、肉为优质蛋白质来源。③供给富含 B 族维生素、维生素 C 及微量元素的新鲜蔬菜和水果。④采用植物油烹制食物，食盐每日摄入量不超过 4 g。⑤若患者尿量不减少，一般水分不必严加限制，尿量少于 1000 mL/d、有浮肿或心负荷增加的患者，则应限制进液量。尿毒症患者一日食谱（食盐每日摄入量限制在 4 g 以内）举例参见表 6–15。

表 6-15　尿毒症患者一日食谱

餐别	食物名称		可食部用量/g	能量/kcal	蛋白质/g	脂肪/g	碳水化合物/g（含膳食纤维）
早餐	玉米淀粉蒸饺	玉米淀粉	100	345	1.2	0.1	85
		韭菜	100	26	2.4	0.4	4.6
		猪瘦肉	50	71.5	10.2	3.1	0.8
	乳品	牛奶	200	108	6	6.4	6.8
	水果	猕猴桃	100	56	0.8	0.6	14.5
合计			550	606.5	20.6	10.6	111.7
中餐	冲团粉	团粉	100	346	0.2	—	93
	鸡肉炖粉丝	粉丝	100	335	0.8	0.2	83.7
		鸡肉	100	167	19.3	9.4	1.3
		菜油	10	89.9	—	10	
	炒苋菜	绿苋菜	100	25	2.8	0.3	5
		菜油	5	45	—	5	—
加餐	水果	枣(鲜)	100	122	1.1	0.3	30.5
合计			515	1129.9	24.2	25.2	213.5
晚餐	冲藕粉	藕粉	80	372	0.2	—	93
	鲫鱼煮豆苗	鲫鱼	100	108	17.1	2.7	3.8
		豌豆苗	150	51	6	1.2	6.9
		茶油	10	89.9	—	10	
	醋熘土豆丝	土豆	70	53.2	1.4	0.1	12
		茶油	5	45	—	5	
	煮蛋	鹌鹑蛋	10	16	1.3	1.1	0.2
零食	乳品	牛奶	100	54	3	3.2	3.4
合计			525	789.1	29	23.3	119.3
总计			1590	2525.5	73.8	59.1	444.5

（谢长俊）

14 癌症患者的营养策略

　　机体在多种内在和外来致瘤因素作用下，引起细胞异常增生而形成的新生物称为肿瘤。恶性肿瘤俗称癌症，其生长速度快、分化程度低、有局部浸润、能发生转移。膳食营养与癌症相关研究发现，能量摄入过多，超重、肥胖者罹患乳腺癌、结肠癌、胰腺癌、子宫内膜癌和前列腺癌的机会高于体重正常者；蛋白质摄入过低或过高均会促进肿瘤的生长，过多摄入动物性蛋白质，可能升高结肠癌、乳腺癌和胰腺癌的患病风险；脂肪摄入量与结肠癌、直肠癌、乳腺癌、肺癌、前列腺癌的危险性呈正相关；膳食纤维在防癌方面起很重要的作用；菌类多糖有一定防癌作用；维生素 A 可能通过抗氧化作用、诱导细胞的正常分化、提高机体免疫功能、调控基因表达而起到预防癌症的作用；维生素 E 通过清除自由基致癌因子，保护正常细胞，抑制癌细胞增殖，诱导癌细胞向正常细胞分化，提高机体的免疫功能，防止癌症的产生；维生素 C 摄入量与多种癌症的死亡率呈负相关；核黄素缺乏与食管癌、胃癌、肝癌发病率有关；叶酸缺乏增加食管癌的危险性；维生素 D 和钙的摄入

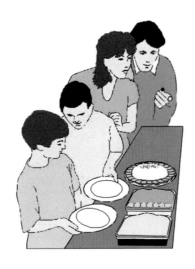
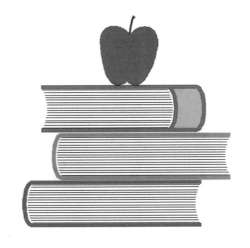

量与肠癌的发病率呈负相关；硒是谷胱甘肽过氧化酶的重要组成成分，能清除氧自由基，有增强免疫的作用；锌过多会影响硒的吸收；高铁膳食可能增加肠癌和肝癌的危险性。

癌症全球性发病率升高，而治愈率有限，环境因素为主要致癌因素，癌症可预防且预防是最经济有效之策略。世界癌症研究基金会关于个人防癌膳食的建议是：①确保从童年期到青春期的体重增长趋势，到21岁时使体重处于BMI的低端；从21岁起保持体重在正常范围；在整个成人期避免体重增长和腰围增加。②每天至少进行30分钟的中度身体活动；随着身体适应能力的增加，每天进行60分钟或以上的中度身体活动，或者进行30分钟或以上的重度身体活动；避免诸如看电视等久坐习惯。③少吃高能量密度的食物；避免含糖饮料；尽量少吃快餐。④每天至少吃5份(至少400 g)不同种类的非淀粉蔬菜和水果；每餐都吃相对未加工的谷类和/或豆类；限制食用精加工的淀粉性食物；将淀粉类根或块茎食物作为主食的人，要保证摄入足够的非淀粉蔬菜、水果和豆类。⑤每周摄入的红肉少于500 g，尽可能少吃加工的肉制品。⑥如果喝酒，男性每天不超过2份，女性不超过1份(1份酒含有10~15 g乙醇)。⑦避免盐腌或咸的食物；避免用盐保存食物；为保证每日盐摄入低于6 g(2.4 g钠)，限制摄入含盐的加工食品；不吃发霉的谷类或豆类。⑧不推荐使用膳食补充剂预防癌症。⑨完全母乳喂养婴儿6个月，而后在添加辅食的同时继续进行母乳喂养。⑩如有可能，所有癌症幸存者要接受训练有素的专业人员提供的营养照顾，除非有其他建议，要遵循关于膳食、健康体重和身体活动的建议。

(谢长俊)

七

健康篇

认识安全食品

说到安全食品，首先要知道什么是食品安全。《中华人民共和国食品安全法》中食品安全的定义是指"食品无毒、无害，符合应当有的营养要求，对人体健康不造成任何急性、亚急性或者慢性危害"。可以理解为，作为安全食品，除了无毒、无害，还须有相应的营养，更重要的是不能对人体造成任何急性、亚急性或者慢性危害。而不安全的食品可概括为三方面的危害，即对健康的危害、经济损失和信誉受损。

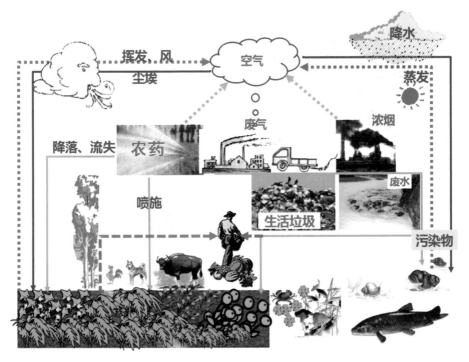

人们摄入不安全的食物，这些食物进入人体引起中毒性或感染性的疾病，称为食源性疾病。随着人们对疾病认识的深入和发展，食源性疾病的范畴在不断扩大：既包括传统的食物中毒，也包括经食物而感染的肠道传

病、食源性寄生虫病、人畜共患传染病、食物过敏，以及由食物中毒、有害污染物所引起的慢性中毒性疾病。我国食品安全法对食源性疾病的定义是："食源性疾病，指食品中致病因素进入人体引起的感染性、中毒性等疾病，包括食物中毒。"根据食源性疾病发病的急慢性，可分为急性食源性疾病和慢性食源性疾病，可对消费者造成直接危害、慢性危害或潜在危害。从急性和慢性的字面上来分析，急性是指发病急剧、病情发展很快、症状较重，常表现为恶心、呕吐、腹痛、腹泻、发热等急性胃肠道症状，可用来势汹汹来形容；慢性则是一种渐变性的，症状常常被忽视或掩盖，可表现为慢性中毒、致畸、致癌、致突变，可用隐性炸弹来形容。如果从食物导致发病、对疾病原因的寻找、采取针对性的治疗以及预防措施的角度来说，通过在生产、加工、运输、贮藏、销售以及食用过程中的层层把守，能够降低甚至杜绝急性食源性疾病发生的可能；而慢性食源性疾病带来的是更多的挑战。

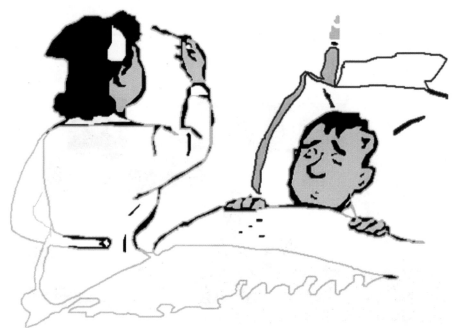

经济损失指的是个人、企业、国家的经济损失。个人可因健康损害造成直接和间接的经济损失。企业需要承担赔偿以及由此带来的直接和间接经济损失的后果，最严重的经济损失是导致企业破产、倒闭。个人的健康损害和企业的经济损失后果将直接或间接造成国家的经济损失。

除经济损失外，国家、企业还需承担信誉的损失，由此还可能带来社会治安问题、政治影响及信任危机。不难理解，食品不安全的危害是极大的！

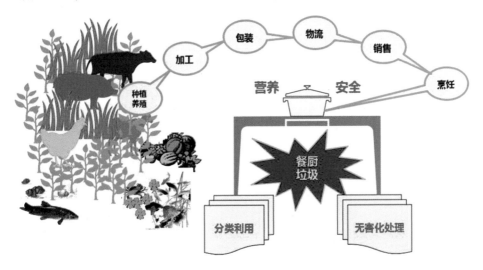

食品出现安全问题实属正常，因为食物是人类一日三餐、一年 365 天必须面对的问题。可以想象一下，一种食物从农田来到我们的餐桌整个过程的漫长和复杂性，食品在生产、加工、贮存、运输、销售、烹调过程中可能存在的无意污染的有害物质，你也就可以理解，没有食品安全问题的存在就不那么正常。食品安全是相对的，不是绝对的，消费任何一种食物要保证其绝对安全几乎是不可能的；而且食物中的有害物质并不意味着一定产生健康损害。

食品安全的自我保护是非常重要的，我们要学会选择安全的食品，保证储存食物的安全，烹调食物的安全，最重要的是作为消费者要主动接受关于食品安全的科普教育，提高综合分析、辨别能力，履行消费者的监督职责。食品安全，人人有责！

（唐细良）

02 膳食补充剂

膳食补充剂，可以理解为根据膳食营养平衡理念，补充因膳食中某种或某些营养素不足，以达到合理营养的目的。膳食补充剂作为补充膳食上的不足来使用，不应该替代平衡膳食。

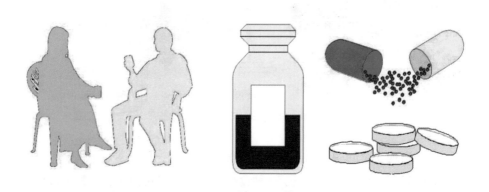

因膳食中营养素的不足或缺乏而引起机体的不足或缺乏，可通过膳食补充剂来补充。有中国学者参加的关于复合维生素、矿物质补充剂(MVMS)使用全球专家共识：①如果 MVMS 应用于一般人群，那么它应该至少包含应用地区普遍摄入缺乏(即低于推荐摄入量)的微量营养素。补充的维生素和矿物质含量应与推荐摄入量或适宜摄入量相当，并且不超过最高耐受摄入量上限。②人体微量营养素的状态受到很多因素影响，对于某些微量营养素而言，较高的摄入对健康有积极作用。③在人群层面和个体水平上使微量营养素的摄入水平达到推荐量是公共健康领域的明确目标。④每日服用 MVMS 是使众多微量营养素达到推荐摄入水平，以维持机体正常代谢和生理功能的一种有效途径。⑤在人群层面，每日服用 MVMS 能够降低微量营养素摄入不足的流行率。⑥健康成年人长期服用不超过可耐受最高摄入量上限的 MVMS 是安全的。⑦利用 MVMS 来预防慢性疾病的证据仍然不够充分。⑧对于容易缺乏微量营养素或者微量营养素需求相对较高的健康人群，诸如孕妇、儿童和老人等，服用 MVMS 有一定益处。⑨一些因慢性疾病而导致营养缺乏的人可以通过饮食和 MVMS 来避免缺乏。总之，肯定了长期服用 MVMS 是安全的，也能够改善微量营养素缺乏的人群的营养水平。但是目前没有证据支持摄入 MVMS 能够预防慢性疾病。医生在评估了患者的微量营养素摄入和缺乏的风险后，可以考虑建议高风险的患者服用 MVMS。

（梁进军）

03　食品添加剂

食品添加剂，指为改善食品品质和色、香、味以及为防腐、保鲜和加工工艺的需要而加入食品中的人工合成或者天然物质。食品添加剂的主要作用一是满足防腐保鲜和加工工艺的需要，比如说食用油中的抗氧化剂能够延缓和抑制油脂变质、产生哈喇味；食盐中的抗结剂能吸附食盐中的水分防止结块；果肉罐头里的防腐剂和充气包装中的氮气能够便于食品的生产、加工、包装、运输或者贮藏。二是满足我们对口味或营养的需求，比如说，冰激凌中的乳化剂、增稠剂能够增进润滑的口感。

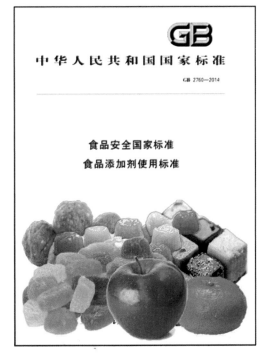

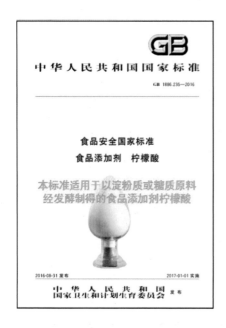

食品添加剂按功能分为23个类别，包括酸度调节剂、抗结剂、消泡剂、抗氧化剂、漂白剂、膨松剂、胶基糖果中基础物质、着色剂、护色剂、乳化剂、酶制剂、增味剂、面粉处理剂、被膜剂、水分保持剂、防腐剂、稳定和凝固剂、甜味剂、增稠剂、香精香料、食品工业用加工助剂等。我国目前批准使用的食品添加剂有2000多种。凡是经过风险评估的食品添加剂，食品安全国家标准中规定了食品添加剂的使用范围和使用量，只要按照标准使用食品添加剂，就不会有任何健康风险。以食品防腐剂、着色剂为例：

防腐剂是指防止食品腐败变质、延长食品储存期的物质。一种化学物质要想成为防腐剂，需要经过严格的科学实验来保障安全，在实验过程中已经考虑了长期、大量食用的后果。这个"大量"可以形容为"把防腐剂当饭吃"；而"长期"更是以"终生""每天"的长度和强度来衡量，作为制定标准的科学依据。因此只要按标准使用，其安全性不足为虑。合理使用防腐剂是安全的，没有使用防腐剂，反而更容易引发问题，比如说一些食品从生产、流通、销售到食用的周期较长，而微生物在其中很容易生长繁殖、产生毒素，像花生发霉能够产生毒性为砒霜68倍的黄曲霉毒素B_1，对健康的危害更大。从这一角度讲，防腐剂能够使我们的食品更安全。

着色剂是赋予食品色泽和改善食品色泽的物质，又称为色素。食品安全国家标准对于在食品上使用食品色素有严格的限制，明确规定了食品色素的使用原则、允许使用的品种、使用范围及使用限量或残留量。标准中有些食品色素没有写使用限量，只是描述为"按生产需要适量使用"，之所以没有标注使用限量，是因为这些食品色素具有自限性，过量添加会影响食品品相和口感，厂家生产时，只要工艺要求达到了就不会多加，也就不会用到产生健康损害的量。

（侯震）

04 少盐

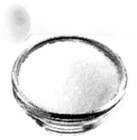

食用盐是以氯化钠（NaCl）为主要成分，用于食用的盐，不仅是人们膳食中不可缺少的调味品，而且是人体中不可缺少的物质成分，具有维持人体渗透压、酸碱平衡以及胃酸的形成等重要生理功能。

为改善人群碘缺乏状况，我国于1995年开始在全国范围内实施食盐加碘防止碘缺乏病策略，取得了良好的防治效果。而随着社会经济和物流的飞速发展，缺碘地区居民食物来源的多样化，以及高水碘地区可能的风险给碘营养干预策略提出了新的挑战。《食品安全国家标准　食用盐碘含量中规定》（GB 26878—2011），在食用盐中加入碘强化剂后，食用盐产品（碘盐）中碘含量的平均水平（以碘元素计）为20～30 mg/kg。2012年已全部停止高水碘地区碘盐供给。《食品安全国家标准　食用盐》（GB 2721—2015）对精制盐、粉碎洗涤盐、日晒盐、低钠盐等食用盐进行了定义及技术要求。

鉴于食盐摄入过多可增加高血压等慢性疾病的风险，中国营养学会推荐的食盐每日摄入量：2～3岁儿童<2 g，4～6岁<3 g，7～64岁<6 g，65岁以上者<5 g。培养清淡饮食习惯，每天食盐摄入使用定量盐勺，或用量具量出，每餐按量放入菜肴；在烹制菜肴时等快出锅时再加食盐，能够在保持同样咸度的情况下，减少食盐用量；选用新鲜食材，烹饪时尽可能保留食材本身的天然风味，尽量少加入食盐进行调味；食物在

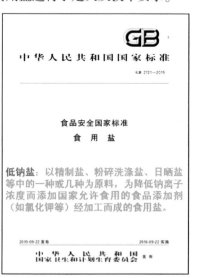

烹饪过程中可加入醋、花椒、辣椒、八角、葱、姜、蒜等天然调味剂来调味；同时注意隐形钠盐的摄入，面条、饼干、面包等在制作过程中加了食盐，鸡精、味精等含钠较多，腌制食品属于高盐食品，若不考虑此类食物中含盐量，每日食盐摄入易超过建议量。

（李慧珍）

05　少油

食用油分为植物油和动物油，是人体必需脂肪酸和维生素 E 的重要来源。通常来自植物性食物中的甘油三酯由于不饱和程度高，熔点低，常温下呈液态，称为油；常见的植物油有菜籽油、花生油、玉米油、葵花子油、大豆油、芝麻油、茶油、橄榄油、棕榈油等，用两种以上的食用植物油调配制成的称为调和油。来自动物性食物的甘油三酯由于碳链长、饱和程度高，熔点高，常温下呈固态，故称为脂；包括猪油、牛油、羊油、鸡油和鸭油。过多脂肪和动物油摄入会导致肥胖，反式脂肪酸增加心血管疾病的发生风险。应减少烹调油和动物脂肪的用量，每天烹调油摄入量为 25 ~ 30 g。

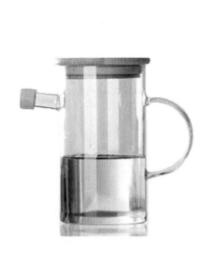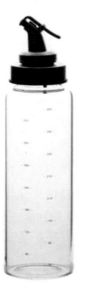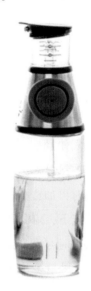

植物油因其脂肪酸构成不同，营养特点也不同，在选用烹调油时也应遵循多样化的原则，经常更换品种。适量摄入油脂，量化用油使用带刻度油壶，设定每天的摄入目标，养成少油的习惯；可以选择蒸、煮、炖、焖、拌、急火快炒等烹饪方式，少油炸；用煎的方式代替炸也可以减少烹调油的用量；还可在炒菜前先把菜用开水焯一下，炒时只放少量的油，等菜下锅后可加点水；如果是炒肉，炒制过程中可以勾芡，这样炒的菜味道不错，而且菜里的油也很少。

　　在日常生活中，少食油炸食品和含油脂较高的零食，如饼干、蛋糕、薯片、加工肉制品、土豆片等零食含有较多的饱和脂肪酸、反式脂肪酸，减少此类食品的摄入，亦可减少饱和脂肪酸的摄入量。

（颜觅）

06　控糖

　　说到控糖，首先要知道控什么糖？控添加糖！添加糖是指人工加入食品中的糖类，具有甜味特征，包括单糖和双糖，常见的有蔗糖（白砂糖、绵白糖、冰糖、红糖）、果糖、葡萄糖、果葡糖浆等。添加糖是纯能量食物，长期过多摄入不但增加超重肥胖风险，也会引发多种慢性病。建议每天添加糖的摄入不超过 50 g，最好控制在 25 g 以下。

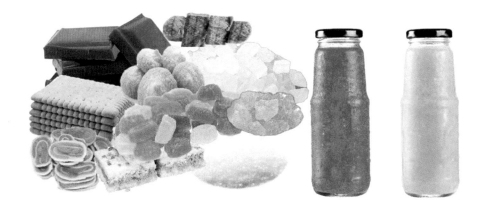

添加糖主要用丁制造软饮料、果汁、甜点和糖果等。近年来，由于饮料消费和糖果消费量呈上升趋势，食品中添加糖的摄入也随之增加。青少年人群摄入过多添加糖，可增加龋齿发病的风险；长期过量摄入或导致青少年体重超重或肥胖，这不仅对青少年心血管系统、呼吸系统、内分泌系统及免疫系统产生不良影响，也会影响儿童青少年的健康生长发育，或对其心理行为产生不良影响。对于成年人来说，添加糖的过量摄入，会影响其他食物的摄入，破坏成年人正常膳食行为，也可导致体重超重或肥胖，引起代谢并发症、心血管疾病、呼吸系统疾病、肿瘤、骨关节疾病、消化系统疾病、生殖系统疾病等，严重影响身体健康。含糖饮料是我国居民摄入糖的主要来源，应尽量少喝或不喝，为了减少含糖饮料的摄入，可以喝白开水或茶水，来保障人体一天所需要的水分。

（谢长俊）

07　限酒

作为人类生活中主要饮料之一的饮料酒（酒精度在 0.5% vol 以上）包括各类发酵酒、蒸馏酒和配制酒。发酵酒是以粮谷、水果、乳类等为主要原料，经发酵或部分发酵酿制而成，主要有啤酒、葡萄酒和黄酒；蒸馏酒是以粮谷、

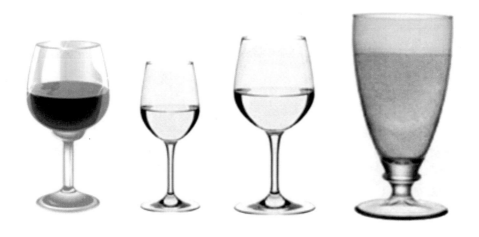

薯类、水果、乳类等为主要原料，经发酵、蒸馏、勾兑而成，如白兰地、威士忌、伏特加、茅台等；配制酒是以发酵酒、蒸馏酒或食用酒精为酒基，加入可食用或药食两用的辅料或食品添加剂进行调配、混合或再加工制成，如竹叶青。

过量饮酒与多种疾病相关，可造成酒精慢性中毒、酒精性脂肪肝，增加痛风、心血管疾病和某些癌症发生的风险；孕期饮酒，可能给胎儿带来发育不良的后果；哺乳期饮酒，酒精会通过乳汁影响婴儿健康；过量饮酒还会导致交通事故及暴力的增加。因此应避免过量饮酒。若饮酒，成年男性一天饮用的酒精量不超过 25 g，相当于啤酒 750 mL、葡萄酒 250 mL、酒精度为 38% vol 的白酒 75 mL 或高度白酒 50 mL；成年女性一天不超过 15 g，相当于啤酒 450 mL、葡萄酒 150 mL、酒精度为 38% vol 的白酒 50 mL 或高度白酒 30 mL；儿童少年、孕妇、乳母等特殊人群不应饮酒。

（颜觅）

08 　戒烟

烟草危害是一个重大的健康问题，全球每年因吸烟导致死亡人数超过了因艾滋病、结核、疟疾的死亡人数之和。我国是生产和消费大国，吸烟人数超过 3 亿人，遭受二手烟危害的人数约 7.4 亿人，每年因吸烟相关疾病死亡的人数超过 100 万人。

烟草烟雾中化学成分复杂，有数百种有害物质，包括一氧化碳、尼古丁、焦油、烟碱、醛类、多环芳烃、杂环胺、羟基化合物、重金属、酚类、烷烃等，这些有害物质中有数十种可引起人类癌症。烟草中的致癌物质，会引发体内关键基因突变，导致肺癌、口腔和鼻咽部恶性肿瘤、

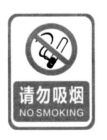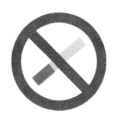

喉癌、食管癌、胃癌、肝癌、胰腺癌、肾癌、膀胱癌和宫颈癌等。烟草烟雾中含有影响人体生殖及发育功能的有害物质，这些物质可损伤遗传物质，影响人体内分泌系统、输卵管、胎盘、免疫功能、孕妇及胎儿心血管系统，以及胎儿组织器官的发育等。

吸烟可引发慢性阻塞性肺疾病、支气管哮喘、呼吸系统感染和肺结核等多种呼吸系统疾病。吸烟可损伤血管内皮功能，使动脉血管腔变窄，动脉血流受阻，引发多种心脑血管疾病。吸烟促进 2 型糖尿病的发生，增加糖尿病患者血管病变的风险，促进糖尿病相关并发症的发生。女性吸烟会降低女性受孕概率，妊娠期吸烟可导致胎盘前置、胎盘早剥、胎儿生长受限和新生儿出生低体重。男性吸烟

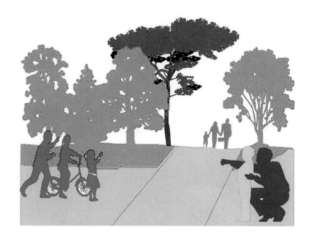

可导致勃起功能障碍，降低精液和精子质量。暴露于二手烟同样会增加多种吸烟相关疾病的发病风险。

戒烟是减轻烟草危害的有效方法，戒烟可免除烟草中有害物质对机体的侵害，降低肺癌、冠心病、慢性阻塞性肺疾病等多种疾病的发病和死亡风险，并改善这些疾病的预后。儿童青少年远离烟草及二手烟，有利于儿童青少年的身心发育及健康成长。

（李慧珍）

09 运动健身

为了促进全民健身活动的开展，保障公民在全民健身活动中的合法权益，提高公民身体素质，我国国务院于 2009 年制定《全民健身条例》并分别在2013 年、2016 年进行了修订。开展并实施了《全民健身计划（2016—2020 年）》。为了促进健康，建议每周进行 5~7 天、每天 30 分钟以上中等强度（参见健康生活方式中适量运动的建议）的有氧运动；同时应每周进行 2~3 天、每天 10 分钟左右的肌肉力量锻炼。

凡是参加健身运动者，在运动前都必须进行必要的医学检查，尤其对体质较差、以往很少参加运动的青少年、中老年人群及患有慢性疾病或有既往病史者。运动前检查的重点是心血管系统机能，了解其

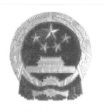

全民健身条例

2009年10月1日起施行 6章，40条

第一章　总则
第二章　全民健身计划
第三章　全民健身活动
第四章　全民健身保障
第五章　法律责任
第六章　附则

健康状况后，选择适合自己的运动方式、运动强度、运动量及合适的时间。运动前做好热身；运动时注意着装宽松、舒适。此外，患有慢性疾病的老年人外出健身运动时，最好随身携带有本人姓名、年龄、家庭住址及电话号码并写明出现意外其他人如何处理的卡片。

健身运动中首先要注意控制运动强度和运动量，应循序渐进增加运动强度和运动量。在运动开始后就应注意机体对运动负荷刺激的反应，如出现胸痛、胸闷、头晕、恶心等不适，应立即停止运动，原地休息。经休息不能缓解时，应及时到附近医院诊治。如果在运动中出现腹痛、抽筋或身体部位的损

伤，也应停止运动，进行相应的处理或及时到附近医院诊治。

　　健身运动结束后首先注意不要马上停止身体活动坐下来休息，而应继续做一些放松、整理活动，如慢行、慢跑一段距离，或做一些舒展肢体的动作，以及进行适当的放松按摩等，这样可避免发生重力休克，并有助于消除肌肉疲劳，快速恢复体力等。喝冷饮或进餐应在健身运动结束休息 30 分钟以上方可进行。因为运动时，全身的血液进行重新分配，使得胃肠道的蠕动减弱，各种消化液分泌大为减少，运动后消化系统仍处于抑制状态，马上喝冷饮或进餐，可导致消化系统功能紊乱。因运动后体内大量血液分布在四肢及体表，若此时马上洗热水澡，就会增加体表的血流量，可引起心脏、大脑供血不足，有发生心脑血管意外的危险性，所以，健身运动后不宜马上洗热水澡。如果室外温度较高，健身运动后立即进入空调房会使得体温骤降，将打破正常的生理调节功能，易导致感冒、腹泻、哮喘等疾患。

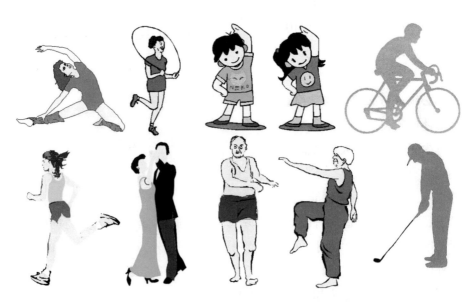

　　而什么时间运动最好，应取决于个人的运动习惯、运动的环境、自身条件以及工作和生活条件。一般来说，早晨进行健身运动较为合适。一来，早晨的空气新鲜，含氧量比较多，杂质和灰尘较少，是一天中环境条件最好的时间，可以吸入更多的氧气。二来，能使人从睡眠状态和抑制状态转变为积极的兴奋状态，为一天的劳动、工作和学习在身体机能方面做好准备。有的人可能不能清早起床，而白天又有紧张的工作，因此，可选择在傍晚5：00～6：00或晚饭后8：00～9：00进行。中午和晚上太晚进行健身运动均不太合适，因为经过一上午或一天紧张的学习和工作，身体已经有些疲劳，应适当休息。尤其是晚上9：00以后运动会使神经系统兴奋，使身体各个组织器官处于积极工作的状态，对睡眠造成一定的影响。所以最好不在中午进行健身运动，在晚间的健身运动的时间也不宜太晚。

如果由于某种原因，早晨不能进行锻炼，或晚上健身已经成为习惯，应注意以下问题：①晚间运动以选择散步、慢跑、跳舞、健身操、太极拳等运动强度和量相对较小的有氧运动为好；②如果进行球类运动，应避免剧烈的对抗和过度兴奋，以免影响运动后的恢复和睡眠；③运动与睡眠之间要有0.5～1小时的休息时间，可进行一些放松肌肉的活动，再用热水洗洗脚，这些都有助于恢复和入睡；④晚间运动要注意安全，应在较好的环境中运动，避免发生意外伤害。

（王五红）

10　吃动平衡

吃动平衡，顾名思义就是在饮食与健身运动之间找到平衡点，如果仅从能量平衡来说，判断个体健身运动期间摄入食物的量是否合适的简单方法是测体重，如果体重保持在理想体重范围，说明摄入食物的量是适宜的。

理想体重的简易计算方法是：标准体重（kg）= 身高（cm）－105。

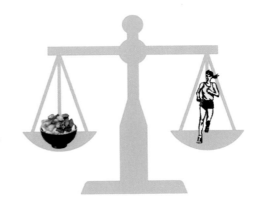

当个人的实测体重数值在标准体重±10%范围内时，属于标准体重。但是，吃动平衡还必须考虑到，在健身运动中，机体会发生一系列的生理变化，如中枢神经系统兴奋升高、分泌机能提高、新陈代谢旺盛、能量消耗增加、各种营养素代谢加快。而且，大量出汗，也会导致机体对水、无机盐及维生素需要量的增加。

合理营养和平衡膳食是促进身体体格发育、维护机体健康、提高身体素质和运动能力必不可少的条件，对于消除运动疲劳、加快体力恢复和预防运动损伤具有非常重要的作用。通常，在健身运动中，由于机体能量物质的大量消耗，尤其是肌糖原的耗竭，会导致机体疲劳、体力下降和动作变形，使运动损伤风险增加。而合理营养可为健身运动者提供抗损伤的物质保证。健身运动者缺乏合理的营养摄入，不仅于机体健康不利，而且会影响健身者的机能水平及运动能力。因此，合理的营养、科学的健身运动与维持和促进人体健康是密不可分的。务必要达到吃动平衡。

（周婧瑜）

八

长寿篇

01 健康老龄化

人口老龄化是指人口生育率降低和人均寿命延长使总人口中因年轻人口数量减少、年长人口数量增加而导致的老年人口比例相应增长的动态。当一个国家或地区 60 岁以上老年人口占人口总数的 10%，或 65 岁以上老年人口占人口总数的 7%，即意味着这个国家或地区的人口处于老龄化社会。人口老龄化是社会发展的重要趋势，是人类文明进步的体现。我国 2000 年至 2018 年，60 岁以上老年人口从 1.26 亿人增加到 2.49 亿人，老年人口占总人口的比重从 10.2% 上升至 17.9%。为实现健康老龄化，2019 年我国出台了《国家积极应对人口老龄化中长期规划》。

一是通过完善国民收入分配体系，优化政府、企业、居民之间的分配格局，稳步增加养老财富储备。二是通过提高出生人口素质、提升新增劳动力质量、构建老有所学的终身学习体系，提高我国人力资源整体素质。三是积极推进健康中国建设，建立和完善包括健康教育、预防保健、疾病诊治、康复护理、长期照护、安宁疗护的综合、连续的老年健康服务体系。四是深入实施创新驱动发展战略，把技术创新作为积极应对人口老龄化的第一动力和战略支撑，全面提升国民经济产业体系智能化水平。五是强化应对人口老龄化的法治环境，保障老年人合法权益。

如何做到健康老龄化，需要从生理健康、心理健康、适应社会良好考虑，即不仅要延长寿命，更重要的是寿命质量的提高。老年人的幸福指数包括人际关系因子、家庭幸福因子、身心健康因子、物质条件因子、社会环境因子。综合以上各项指标，老年人幸福指数越高，越能达到健康老龄化。而合理营养有助于延缓衰老的进程，促进健康和预防慢性退行性疾病，提高老年人的生活质量。

（周洪）

02 营养与慢性疾病的控制

慢性疾病是指不构成传染、病因复杂、具有长期积累形成的疾病，全称为慢性非传染性疾病。常见的慢性病主要有心脑血管疾病（高血压、冠心病、脑卒中等）、糖尿病、恶性肿瘤、慢性呼吸道疾病。此类疾病，随着社会经济的发展，发生率呈显著上升趋势，对人类健康状况造成日益严重的危害，且疾病的发生发展与不健康饮食、不锻炼身体、吸烟等生活方式密切相关。

落实《"健康中国 2030"规划纲要》，实施《国民营养计划（2017—2030年）》是提高国民营养健康水平的根本保障。为加强慢性疾病的防治工作，降低疾病负担，提高居民健康期望寿命，国务院发布了《中国防治慢性病中长期规划（2017—2025 年）》；开展慢性病防治全民教育工作中，强调广泛宣传合理膳食、适量运动、戒烟限酒、心理平衡等健康科普知识；倡导健康文明的生活方式工作中，强调开展"三减三健"（减盐、减油、减糖、健康口腔、健康体重、健康骨骼）等专项行动。预防慢性病，合理膳食是基石。中国居民一般人群膳食指南核心推荐：①食物多样，谷类为主；②吃动平衡，健康体重；③多吃蔬果、奶类、大豆；④适量吃鱼、禽、蛋、瘦肉；⑤少盐少油，控糖限酒；⑥杜绝浪费，兴新食尚。

国民营养计划（2017—2030年）

开展重大行动

➢ 生命早期1000天营养健康行动
➢ 学生营养改善行动
➢ 老年人群营养改善行动
➢ 临床营养行动
➢ 贫困地区营养干预行动
➢ 吃动平衡行动

（朱华波）

03 居家老年人的营养配餐

就老年群体而言，老年人神经系统表现为记忆力减退，手脚不灵活，对各种刺激的反应比较迟钝；躯体形态和机能表现为皮肤干燥，皱纹明显，头发变白或脱落，肌肉弹性、力量和体能显著下降，关节灵活性较差，容易疲劳，疲劳后恢复较慢。视力、听力、性能力和消化机能减退；心血管系统表现为心肌萎缩、血管硬化、管腔变小、血流阻力加大，易引起血压升高，心脏功能下降；呼吸系统表现为肺泡壁弹性降低、肺泡萎缩、肺活量减小、肺泡残气量增加，容易造成肺气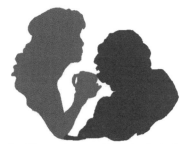肿及呼吸功能降低。2016版《中国居民膳食指南》将65岁以上的成年人定义为老年人，80岁以上的成年人定义为高龄老年人。目前养老形式主要有居家养老、社区养老和社会养老三种。居家养老为目前的主流形式。

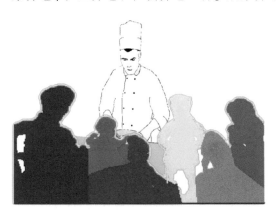

居家老年人一般可分为单独居住和与家庭其他成员居住。老年人单独居住营养配餐相对简单，按照每日能量需要摄入量以及蛋白质、脂肪、碳水化合物所占能量比选择主副食并兼顾食物多样就能完成；而与家庭其他成员居住，营养配餐就不那么容易；尤其是还有小孩的家庭。营养配餐的原则可根据中国老年人膳食指南的核心推荐进行：①少量多餐细软，预防营养缺乏。②主动足量饮水，积极户外活动。③延缓肌肉衰减，维持适宜体重。④摄入充足食物，鼓励陪伴进餐。

（李浪波）

04　社区食堂老年人的营养配餐

　　社区是一个聚居在一定地域范围内的人们所组成的社会生活共同体。社区养老是指以家庭为核心，以社区为依托，以老年人日间照料、生活护理、家政服务和精神慰藉为主要内容，以上门服务和社区日托为主要形式，并引入养老机构专业化服务方式的居家养老服务体系。社区开设老人餐桌和老人食堂关键是要根据老年人这个特殊群体的营养需要进行科学的配餐。营养配餐步骤简单分为三步：

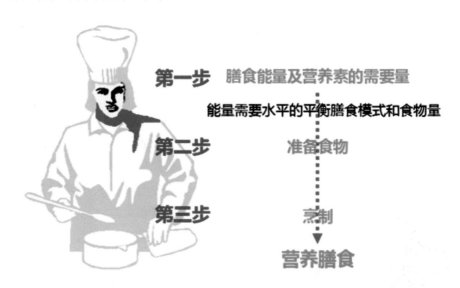

第一步　膳食能量及营养素的需要量

能量需要水平的平衡膳食模式和食物量

第二步　准备食物

第三步　烹制

　　→

营养膳食

　　第一步，了解服务对象对膳食能量及营养素的需要量。轻、中度身体活动水平，65～79岁男性和女性老年人每日膳食能量需要量分别为2050 kcal、2350 kcal和1700 kcal、1950 kcal；80岁以上男性和女性老年人每日膳食能量需要量分别为1900 kcal、2200 kcal和1500 kcal、1750 kcal。老年男性和女性的每日膳食蛋白质推荐摄入量分别为65 g和55 g，优质蛋白质应占总蛋白质摄入量的50%。脂肪供能占膳食总能量的20%～30%为宜，其中要求亚油酸占总能量的4%，α–亚麻酸达到总能量的0.6%。建议碳水化合物提供的能量占总能量的50%~65%，而且应降低单糖、双糖和甜食的摄入量，增加膳食中膳食纤维的摄入。每日常量元素、微量元素膳食参考摄入量参见表1–2、表1–3，每日膳食脂溶性维生素参考摄入量参见表1–4，水溶性维生素参考摄入量参见表1–5。

第二步，根据不同能量需要水平的平衡膳食模式和食物量（表8–1）准备食物。

表8–1　不同能量需要水平的平衡膳食模式和食物量

食物名称	不同能量水平/kcal					
	1400	1600	1800	2000	2200	2400
谷类/（g/d）	150	200	225	250	275	300
全谷物及杂豆/（g/d）	适量	50~150				
薯类/（g/d）	适量	50~100				
蔬菜/（g/d）	300	300	400	450	450	500
深色蔬菜	占所有蔬菜的二分之一					
水果/（g/d）	150	200	200	300	300	350
畜禽肉类/（g/d）	40	40	50	50	75	75
蛋类/（g/d）	25	40	40	50	50	50
水产品/（g/d）	40	40	50	50	75	75
乳制品/（g/d）	350	300	300	300	300	300
大豆/（g/d）	15	15	15	15	20	25
坚果/（g/d）	适量	10	10	10	10	10
烹调油/（g/d）	20~25	20~25	25	25	25	30
食盐/（g/d）	<4	<6	<6	<6	<6	<6

注：摘自《中国居民膳食指南（2016）》。

10 g 大豆(干)相当豆制品的量参见下图。

10 g 大豆(干)相当豆制品的量

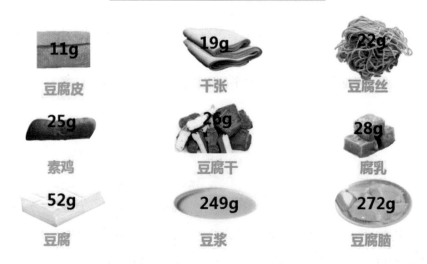

第三步，选用炖、煮、蒸、烩、焖、烧等烹饪方法烹制色香味美、细软易于消化的食物，少吃或不吃油炸、烟熏、腌制的食物。

(廖斌)

05 医养结合机构老年人的营养配餐

目前我国医养结合主要有整体照料、联合运营和支撑辐射三种模式。整体照料是由单一机构同时提供养老和医疗双重服务，包括医疗机构内设养老机构和养老机构内设医疗机构；联合运营是由一个或多个养老机构与医疗机构签订合作协议，建立双向转诊机制，医疗机构提供医疗服务，养老机构负责后期康复以及稳定期的照护服务；支撑辐射是由社区养老服务中心与就近的医疗机构合作，为社区内的居家老年人同时提供养老和医疗服务，也称输出模式。

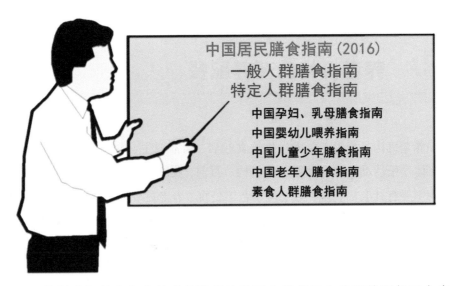

中国居民膳食指南（2016）
一般人群膳食指南
特定人群膳食指南
中国孕妇、乳母膳食指南
中国婴幼儿喂养指南
中国儿童少年膳食指南
中国老年人膳食指南
素食人群膳食指南

医养结合机构老年人的营养配餐按社区食堂老年人的营养配餐三个步骤进行。医疗机构参与的服务工作中，满足不同饮食习惯人群的营养需要显得尤为重要。素食是一种饮食习惯或饮食文化，中国居民素食人群膳食指南关键推荐：①谷类为主，食物多样；适量增加全谷物。②增加大豆及其制品的摄入，每天50～80 g；选用发酵豆制品。③常吃坚果、海藻和菌菇。④蔬菜、水果应充足。⑤合理选择烹调油。几种常见菌菇类的营养成分参见表8-2。

表8-2　几种常见菌菇类的营养成分（g/100 g 干重含量）

名称	香菇	平菇	金针菇	茶树菇	黑木耳
蛋白质	8.39	19.43	11.33	28.80	12.20
粗脂肪	2.24	1.71	1.96	1.85	1.11
总糖	20.60	22.25	28.61	31.35	21.80
还原糖	5.10	3.46	1.51	5.20	1.51
粗纤维	8.14	8.21	13.72	5.18	6.01

注：摘自《中国居民膳食指南（2016）》。

（周艳）

06 养老机构的营养配餐

养老机构是指为老年人提供饮食起居、清洁卫生、生活护理、健康管理和文体娱乐活动等综合性服务的机构。目前，我国提供基本养老服务的养老机构主要有社会福利院、敬老院、老年公寓、养老院、护养院等。随着老年人口快速增长，养老服务机构供需矛盾突出，为确保到2022年在保障人人享有基本养老服务的基础上，有效满足老年人多样化、多层次养老服务需求，国务院办公厅于2019年4月16日发布了《关于推进养老服务发展的意见》；而从业人员专业素质和服务质量水平已经成为人们关注的焦点。

养老机构老年人的营养配餐按社区食堂老年人的营养配餐三个步骤进行。素食者可根据全素和蛋奶素膳食组成进行配餐，参见表8-3。几种坚果的能量及部分营养素含量参见表8-4。

表8-3　全素和蛋奶素人群成人的膳食组成

全素人群		蛋奶素人群	
食物名称	摄入量/（g/d）	食物名称	摄入量/（g/d）
谷类	250～400	谷类	225～350
—全谷物	120～200	—全谷物	100～150
薯类	50～125	薯类	50～125
蔬菜	300～500	蔬菜	300～500
—菌藻类	5～10	—菌藻类	5～10
水果	200～350	水果	200～350
大豆及其制品	50～80	大豆及其制品	25～60
—发酵制品	5～10	—发酵制品	

续表8-3

全素人群		蛋奶素人群	
食物名称	摄入量/(g/d)	食物名称	摄入量/(g/d)
坚果	20~30	坚果	15~25
食用油	20~30	食用油	20~30
—		奶	300
—		蛋	40~50
食盐	<6	食盐	<6

注：摘自《中国居民膳食指南(2016)》。

表8-4　几种坚果每100 g可食部能量及部分营养素含量

	核桃（干）	榛子（炒）	松子（炒）	南瓜子（炒）	葵花子（炒）	花生（炒）
能量/kcal	627	594	619	574	616	589
蛋白质/g	14.9	30.5	14.1	36	22.6	21.7
脂肪/g	58.8	50.3	58.5	46.1	52.8	48
维生素E/mg	43.2	25.2	25.2	27.3	26.5	12.9
硫胺素/mg	0.15	0.21	0	0.08	0.43	0.13
核黄素/mg	0.14	0.22	0.11	0.16	0.26	0.12
铁/mg	2.7	5.1	5.2	6.5	6.1	1.5
锌/mg	2.17	3.75	5.49	7.12	5.91	2.03

注：摘自《中国居民膳食指南(2016)》。

（唐卓）

07 高龄老年人的饮食烹饪指导

高龄老年人由于器官功能出现渐进性的衰退，如牙齿脱落、消化液分泌减少、消化吸收能力下降、心脑功能衰退、视觉和听觉及味觉等感官反应迟钝、肌肉萎缩、瘦体组织数量减少等，这些改变均可明显影响老年人摄取、消化和吸收食物的能力。因此，要保证高龄老人的营养需求，膳食的制作与配比尤其重要，既要能够满足老年人营养需求，又要满足食欲，就需要一些特殊的烹饪方法和精心的配餐。高龄老年人的膳食制作总体要求："细"和"软"。

第一，精心选择食材：宜选用新鲜、营养价值高、容易消化吸收的食材：如新鲜鱼类、虾类、鸡蛋、豆腐；维生素含量丰富的新鲜叶菜类；容易煮烂的块根类蔬菜；主食选用松软的馒头、包子等面食或松软的米饭等；水果可以选用香蕉、西瓜、火龙果、芒果、榴莲等。

第二，"细"上下功夫：①将食物切小切碎，或延长烹调时间。②肉类食物可切成肉丝或肉片后烹饪，也可剁碎成肉糜制作成肉丸食用；鱼虾类可做成鱼片、鱼丸、鱼羹、虾仁等。③坚果、粗杂粮等坚硬食物可碾碎成粉末或细小颗粒食用。④质地较硬的水果或蔬菜可粉碎榨汁食用。蔬菜可制成馅、碎菜，与其他食物一同制成可口的饭菜(如菜粥、饺子、包子、蛋羹等)，混合食用；⑤对于含有骨头比较多的肉类、比如鸡、鸭、排骨等一定要剔净骨头。

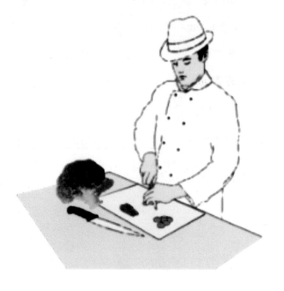

第三，"软"上做文章：采用炖、煮、蒸、烩、焖、煲等进行烹调，少用煎炸、熏烤等方法制作食物。咀嚼能力严重下降的老年人，饭菜应煮软烧烂，如制成软饭、稠粥、细软的面食等；对于有咀嚼吞咽障碍的老年人可选择软食、半流质或糊状食物，液体食物应适当增稠。咀嚼吞咽障碍老年人的食物加工制作方法参见表8-5。

表8-5　咀嚼吞咽障碍老年人的食物加工制作方法

膳食分类	软食	半流质	糊状饮食
适合人群	轻度咀嚼障碍	中度咀嚼障碍或轻度吞咽困难	明显吞咽障碍
描述	食物细软、不散、不粘食物颗粒≤1.5 cm×1.5 cm，容易咀嚼或用牙龈咀嚼	食物湿润有形，即使没有牙齿也可用舌头压碎，且容易形成食团，在咽部不会分散开，容易吞咽	食物粉碎成泥状，无须咀嚼，易吞咽；通过咽和食管时易变形且很少在口腔内残留
适宜食物	软烂的米面食物及制品；易煮软的叶菜、薯芋类、茄果类；质地松软的新鲜水果；去刺和骨的鱼虾畜禽肉类；碎软的坚果和豆类及其制品；各类乳制品	松软的半固体米面食物及制品；易煮软的叶菜、薯芋类、茄果类；柔软切碎、食物颗粒≤0.6 cm×0.6 cm的水果；去刺去骨切碎的鱼虾肉蛋类；各类乳制品	各类食物蒸煮后，经机械粉碎加工成泥状；质地细腻均匀，稠度适中；不易松散，不分层，不沾牙，能在勺子上保持形状
不宜食物	煎、炸、烤的食物；坚硬、圆形及黏性大、易引起吞咽窒息危险的食物；富含粗纤维的蔬菜；带骨带刺的动物性食物；未经碎软处理的豆类和坚果	同软食	有颗粒的米面食品和制品；未经粉碎的鱼虾肉蛋类、蔬菜、水果、豆类及制品；含有颗粒的酸奶

注：摘自《中国居民膳食指南(2016)》。

(赵新兰)

08 老年人饮食营养与食品产品需求

老年人随着年龄的增加，器官功能会出现不同程度的衰退，尤其是对食物消化吸收能力的下降，容易出现营养不良、贫血、骨质疏松、体重异常和肌肉衰减等问题，也极大增加患慢性病的风险。因此，老年人饮食营养以及相应食品产品的需求需要特别关注。

根据膳食营养平衡的原则，按老年人年龄、性别以及身体活动水平的不同，每日需要膳食能量为 1500 ~ 2350 kcal 不等，每日蛋白质摄入量为 55 ~ 65 g，且优质蛋白质应占总蛋白质摄入量的 50%，脂肪供能占膳食总能量的 20% ~ 30% 为宜，其中要求亚油酸占总能量的 4%，α – 亚麻酸达到总能量的 0.6%，碳水化合物提供的能量占总能量的 50% ~ 65%，而且应降低单糖、双糖和甜食的摄入量，增加膳食中膳食纤维的摄入。在此基础上，还需达到矿物质和维生素的推荐摄入量。老年人常受生理功能减退以及食物摄入不足等因素的影响，

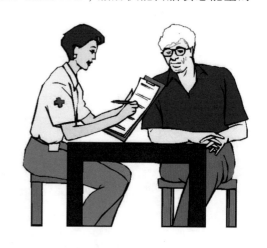

更容易出现矿物质和某些维生素的缺乏，如钙、维生素 D、维生素 A 缺乏以及贫血、体重过低等问题，合理利用营养强化食品或营养素补充剂来弥补膳食摄入的不足是营养改善的重要措施，亦是产品研究与开发的前提条件。需要强调的是，老年人应根据自己身体的需要和膳食营养状况，在营养师的指导下，选择适合自己的强化食品或营养素补充剂。

（刘展）

09　低体重高龄老年人的饮食营养干预

衡量成人实测体重是否在适宜范围内，我国常采用公式：理想体重（kg）= 身高（cm）-105，实际体重位于理想体重的±10% 为正常，±10% ~ ±20% 为超重/瘦弱，±20% 以上为肥胖/极瘦弱；评价人体营养状况时，最常采用的方法是 BMI，我国成人 BMI<18.5 为消瘦；如果采用上述两种方法评价对象属于"瘦弱"或"消瘦"时，即可判断为低体重。

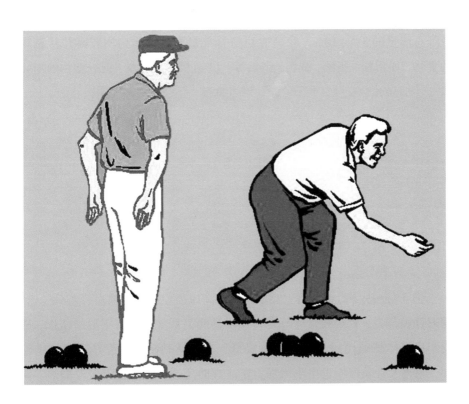

我国有一句俗语，"千金难买老来瘦"，若"瘦"等于"低体重"，说这是一个误区，就不难理解了。BMI 低的老年人新陈代谢往往会低于 BMI 正常的老

年人，营养不良风险增加、能量缺乏，进而发生贫血、免疫力低下、骨质疏松等；体质也相对较弱，对饥饿和劳累的耐受能力差，常常会感觉精神不振，易出现疲劳和头晕目眩的现象，对病毒和细菌等病原微生物的抵抗力较弱，甚至危及生命。世界癌症研究基金会关于个人防癌膳食的建议中关于体重的建议是："确保从童年期到青春期的体重增长趋势，到 21 岁时使体重能处于 BMI 的低端；从 21 岁起保持体重在正常范围；在整个成人期避免体重增长和腰围增加。"

开展老年人群营养状况监测和评价，建议老年人 BMI 最好不低于 20；低体重高龄老年人的营养干预是在积极治疗其相关疾病的同时，从几个方面帮助增加体重或控制体重下降：①保证充足食物的摄入，进餐次数可采用三餐两点或三餐三点，每次正餐占全天总能量的 20%～25%，每次加餐的能量占全天总能量的 5%～10%。②零食可选择能量和优质蛋白质较高并且喜欢吃的食物，如蛋糕、奶酪、酸奶、坚果等。③适量参加运动，促进食物的消化吸收。④加强社会交往，调节心情，增进食欲。⑤保证充足睡眠。

（杨丽）

10 肥胖老年人的饮食营养指导

肥胖与糖尿病、高血压、高脂血症、高尿酸血症、心脑血管疾病、癌变、变形性关节炎、骨端软骨症等疾病有明显的关系。而随着年龄的增加，进入中年后机体基础代谢消耗的能量降低，身体活动减少，营养不良的风险增加；老年人骨质疏松发生率增加，脊柱弯曲变形，身高较年轻时缩短，体内脂肪组织增加，使得 BMI 相应升高，影响生活质量和期望寿命。鉴于老年人体重过低，亦可增加营养不良和死亡率的风险，建议老年人 BMI 最好不低于 20，最高不超过 26.9。BMI 大于 28 的老年人，应适当增加身体活动和适当控制能量摄入，循序渐进地使体重回归到适宜范围，切忌在短时间内使体重出现大幅度变化。

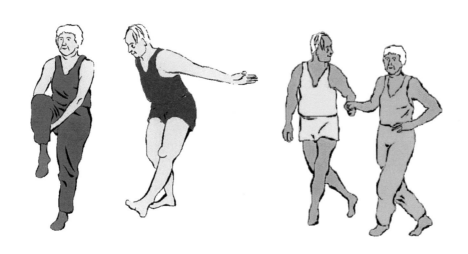

老年人进行适量的耐力活动、肌肉力量活动、平衡和柔韧性活动，可延缓肌力下降；通过适量的运动还可刺激成骨细胞的活性，保存骨量，防止骨质疏松，如步行、健身跑、自行车、游泳、爬楼梯、登山、跳舞、旅游等；我国传统的健身运动项目如太极等是老年人较适宜的健身运动；有条件的还可以打乒乓球、网球、门球、保龄球和高尔夫球等；老年人不宜进行速度性运动。

肥胖老年人的饮食营养指导应该是一种合理膳食理念的升华，饮食调整原则是：在控制总能量摄入的基础上平衡膳食；保持蛋白质、脂肪和碳水化合物的比例平衡，保证蔬菜、水果和牛奶的摄入充足；同时注意监测体重的变化，如需减少能量摄入，建议每天能量摄入减少量控制在 300 kcal 以内。

（蔡华）

参考文献

[1]孙长颢. 营养与食品卫生学[M]. 8 版. 北京：人民卫生出版社, 2017.

[2]周芸. 临床营养学[M]. 4 版. 北京：人民卫生出版社, 2017.

[3]焦广宇, 李增宁, 陈伟. 临床营养学[M]. 北京：人民卫生出版社, 2017.

[4]中国营养学会. 中国居民膳食指南(2016)[M]. 北京：人民卫生出版社, 2016.

[5]中国营养学会. 中国居民膳食营养素参考摄入量(2013 版)[M]. 北京：科学出版社, 2014.

[6]中国营养学会. 中国居民膳食营养素参考摄入量速查手册(2013 版)[M]. 北京：中国标准出版社, 2014.

[7]胡敏予. 食品安全与人体健康[M]. 北京：化学工业出版社, 2013.

[8]胡敏予. 临床营养学[M]. 2 版. 长沙：湖南科学技术出版社, 2012.

[9]胡敏予. 食品安全教育读本：小学 3～6 年级版[M]. 长沙：湖南教育出版社, 2012.

[10]陈君石. 食物、营养、身体活动和癌症预防[M]. 北京：中国协和医科大学出版社, 2008.

[11]杨月欣, 王光亚, 潘兴昌. 中国食物成分表[M]. 2 版. 北京：北京大学医学出版社, 2009.

[12]常翠青. 运动与营养[M]. 北京：新华出版社, 2009.